シリーズ ケアをひらく

みんな水の中

「発達障害」自助グループの
文学研究者は
どんな世界に棲んでいるか

横道 誠

医学書院

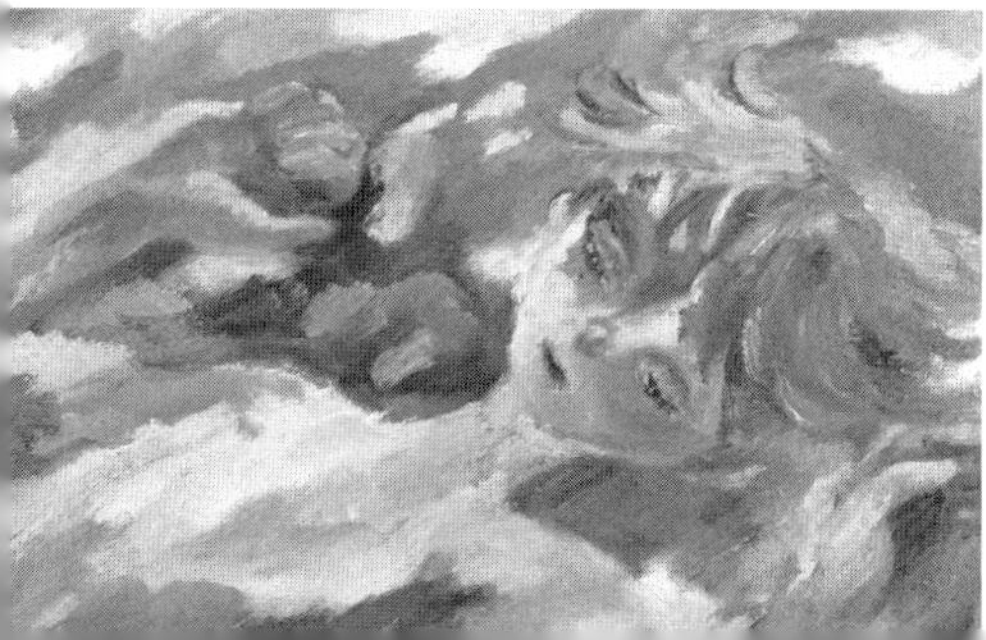

水は、心にも良いものかもしれない……

（サン・テグジュペリ『星の王子さま』原文フランス語、Saint-Exupéry 1946: 77）

Ⅰ部は「詩のように。」、Ⅱ部は「論文的な。」、Ⅲ部は「小説風。」——三種類の様式を使って、ＡＳＤ（自閉スペクトラム症）とＡＤＨＤ（注意欠如・多動症）の診断を受けている私という人間の体験世界を伝える。それが本書の目的だ。

私はいわゆる発達障害者だ。もしかすると私の「仲間」でも、多くの人は、私のような考え方や感じ方に無縁という可能性もある。だが、それで良い。それこそが「脳の多様性」なのだから。

本書は、本文内でも触れるさまざまな著作に影響を受けており、それらなしでは生まれることがなかった。しかし、上述した三つの異なる様式から「私」に迫ろうとしたこと、自助グループおよび文学と芸術によるケア、セラピー、リカバリーという見通しを示したことは、本書の大きな特徴だ。

文学の専門家が、文化人類学から学んだ手法で自分自身に対するフィールドワーク記録を作る。哲学や言語学から学んだ知識も動員して、医療や福祉について考察する。詩人やエッセイストや小説家の流儀を取りいれながら書く。なんともかんともな写真や短歌や絵（落書き）やマンガ（?）まで載せてしまう。「やりすぎ」と言われるかもしれない本書だが、読んだみなさんが「みんな水の中」だと実感していただけるならば、とてもうれしい。

＊本書で「原文＋言語」と表記している引用はすべて拙訳による。
＊原文の傍点やルビなどは無視していることがある。

みんな水の中

「発達障害」自助グループの文学研究者はどんな世界に棲んでいるか

目次

装画――――――――阿部海太
ブックデザイン――松田行正＋杉本聖士

I——詩のように。

水の中

m i N n @

二　水中世界

【7】
水が踊って
　　ぼくを中軸として　ふたつの時空が
　　　　　押しあったり引きあったり
光りつつ
　　　　互いに侵食しあっている

【8】
水がそよぐ
　　文学と芸術は
ぼくたちを　甘く濁った時空から
　　　　晴れやかな時空へと
そよぐ
　　反転させる

水

【9】

ぼくは　ぼくは神経系　水中で

　　　　水中でたゆたう神経系　ぼく

【10】

何もかもがゆらゆら揺れて、ずぶずぶ音を立てている

【11】

また水になる

　　　　　　　　　　　　　　　　　　　　水

ああ

　世界は濃度が刻々と移ろう水溶液

　ぼくという物体は

　じっと浸透圧に

　耐えて　耐えて

　　　　　　　あ

　　　　　　　　　あ

三　エスの圏域

【12】
私の操作（幽体離脱）

【13】
煽られて

【14】【15】
めっきょり逆巻く　渦巻きに
巻きこまれてバイバイ

【16】
潜水服を着て海をゴポゴポと沈む
ドレスを着た女性として水葬される

【17】【18】
滔々と
轟々と
水素
酸素

四　植物

【19】
ぱぁふわあ
　純粋水と
　青のきらめきを
　求めて生きる
　ぼく

【20】
ぱあぁふわ
　熱い湯に浸かって
　冷たい水にも浸かって
　を繰りかえして
　　　　　植物になる

　　　　　　　水

【21】
青と緑と
　ぼくはある種の
　植物マニア
　　どぷっ
　　　どぷっ

【22】
青と緑と
光合成する
キラリラリー
ムパ

【23】
植物
「水や光や風ぜんたいがわたくしなのだ」
ムパ
ムパ

【24】
植物ざんまい
エリゼの庭
の神々しさ
ときたら！
素敵すぎて

五　宇宙

【25】【26】【27】【28】【29】

宇宙は海だ
水ｉｓ宇宙

【30】【31】【32】

怖い水
悲しい水

夜空を見あげて　夜の闇のヴェールを
透かして

星々
地球外知的生命体

まみゅゅん

六　五感

【33】

ザガーン
　視覚　聴覚　触覚　嗅覚　味覚
大氾濫
が
こ、これは大変ですぞい

【34】

ザガーン
　耳鳴りの時空に
　埋没しながら生きとるのです

【35】

ザンザガーン
　だが残念ですのう　ＨＳＰを名のるのは　むずかしいと
　おもっとるのですよ　わしは

【36】
ザザー
ばらばらになってしまっとるから
合体せよ!!　わしの感覚たちよ！　とよく念じておりますな

【37】
ザーン
エコラリアやー！
エコラリアやー。
エコラリアやー……。
………

七　謎めいた統一体

【38】もじゃーむ

【39】めなきゃ

【40】れきゅーう

めえ

ボク　謎のハイブリッド

分身

ガコン

ガコン

プログラムには
強力な
こだわりが
プログラム
されていますから
そんなシステム
で動いてますから
プログラム

【41】

こだわって
こだわって
こだわって
水がうごめいている
こだわって　マス
ガコン

【42】【43】【44】【45】

水が立ちあがってゆく
奇妙デスカ
にゅっ
水がおさまってゆく
凪

八　動物

【46】【47】【48】

動物は水
水袋だ
ぱぷんぱぷん揺れて

九　他者

【49】【50】【51】【52】【53】【54】

水が悲しんでいる
叫んでいる
　　うまく笑えなくて　笑ってない
　　距離が　顔を覚えるのが
視線から自由に
おかしいですか
おかしい？
　　よくおかしいって　言われてます
　　雑談　ヒヤッ

【55】

　　まるで体の表面に　人面瘡みたいに
おかしい？
　　別人の顔がムニムニ浮きでているみたい
　　だから私たちは愛されないのかな

【56】【57】【58】

悲鳴の水　　　　　　　光る

時すでに遅し　　「ギャース」

【59】
水はゆらり

私は私　私はわ

【60】
腐り

【61】

ゆら

落胆

一〇 祝福

62

63

64

65

66

☆

二　呪縛

【67】
水の泡が浮かんでいって

地獄行きのタイムマシン

誰もそれには絶対に乗りたくない

ぶくぶくと
水の泡

だがぼくは毎日それに乗せられている

【68】
水の泡が浮かんでいって

あなたは地獄を

体験したいと　思いますか

もう
やめてくれ

泡

泡

泡

泡

泡

泡

言語に絶する体験

【69】水の炸裂

炸裂

【70】家族ほど　悲しいものはない

水の

二二　依存症

【71】【72】【73】【74】

淀んでいる水が
　　　あれが治療のつもり
まゐまゐと
　　　豚になっちゃう
　　濁ってきて
　　　飲んだくれ
血も水
　　　鼻血ブーすらそうだ
鮮烈にほとばしる

一三　トラウマケア

【75】
炎のような青い水
それは浄化の力を持つ
　寝転び
　ながら
　のたう
　って
　安らかに

【76】
青い炎がゆらめいて
ゆれにゆれる
　　自分なりのルールに
　　すが
　　って
　　安心して

【77】
すべてを清浄に変えながら
ごおわごおわと燃える
　光と音に

助けられて
心がほぐれて

【78】
水が浄化する
炎となって浄化する
しきりに
何かを
集めるのも
良い

【79】
水は天才
天才の水

【80】
水は放たれ
注がれて

燐光

【81】
夢のなかに
水は入って

この本も
ト
ラ
ウ
マ
から
でき
ていルのだ

流れさる

【82】
安心して
眼をつむりなさい

水

一四　ジェンダーとセクシュアリティ

【83】【84】

ぬかるんだ水

焼きつきました

【85】【86】

水たまりはきれい

どこまでもきれい

ふーん

そうなのか?

【87】【88】

植物は水

水が詰まってる

孕んで

一五　死

【89】【90】【91】【92】

へちま

地水

火風

噴水

一六　医療、福祉、自助グループ

【93】【94】【95】【96】【97】【98】

これこそまさに私たちが生きている、トラブルばかりの素晴らしい人生を送る場所。（トーベ・ヤンソン『ムーミンパパ海へ行く』原文スウェーデン語、英語からの重訳、Jansson 2010: 15）

一七　文学と芸術

【99】【100】【101】【102】

ぼくが思うに、個々の生命形態に接すること、石、金属、水、植物に心を開くこと、花々が月の満ち欠けに合わせて呼吸をおこなうように、夢のようにして個々の自然物の本質を自分の内部へと取りこむことは、無限の喜悦であるに違いないのです。（ゲオルク・ビューヒナー『レンツ』、原文ドイツ語、Büchner 2001: 36）

一八　言語

【103】
この本も水で
言語マニアやって
ゆうてんのに
なんや大阪弁
うまく
使えへんわ

【104】
このページは水
冗談のセンス
ちょっとヤバないか
変なことばっか
ゆうとるし

【105】
全部の文字が水
でも裏表ないところは
ええとこかな？
って思てる

【106】
水しかない
そんなふうにしてこの本
ほおん
書いたんか
そうなんか

【107】
森羅万象が水
でも堪忍やけど
その
かんテクストせえ
っていうのは
よう分からんわ
ごめん
許す

一九　未来

京都。
空と
鴨川と
三条大橋

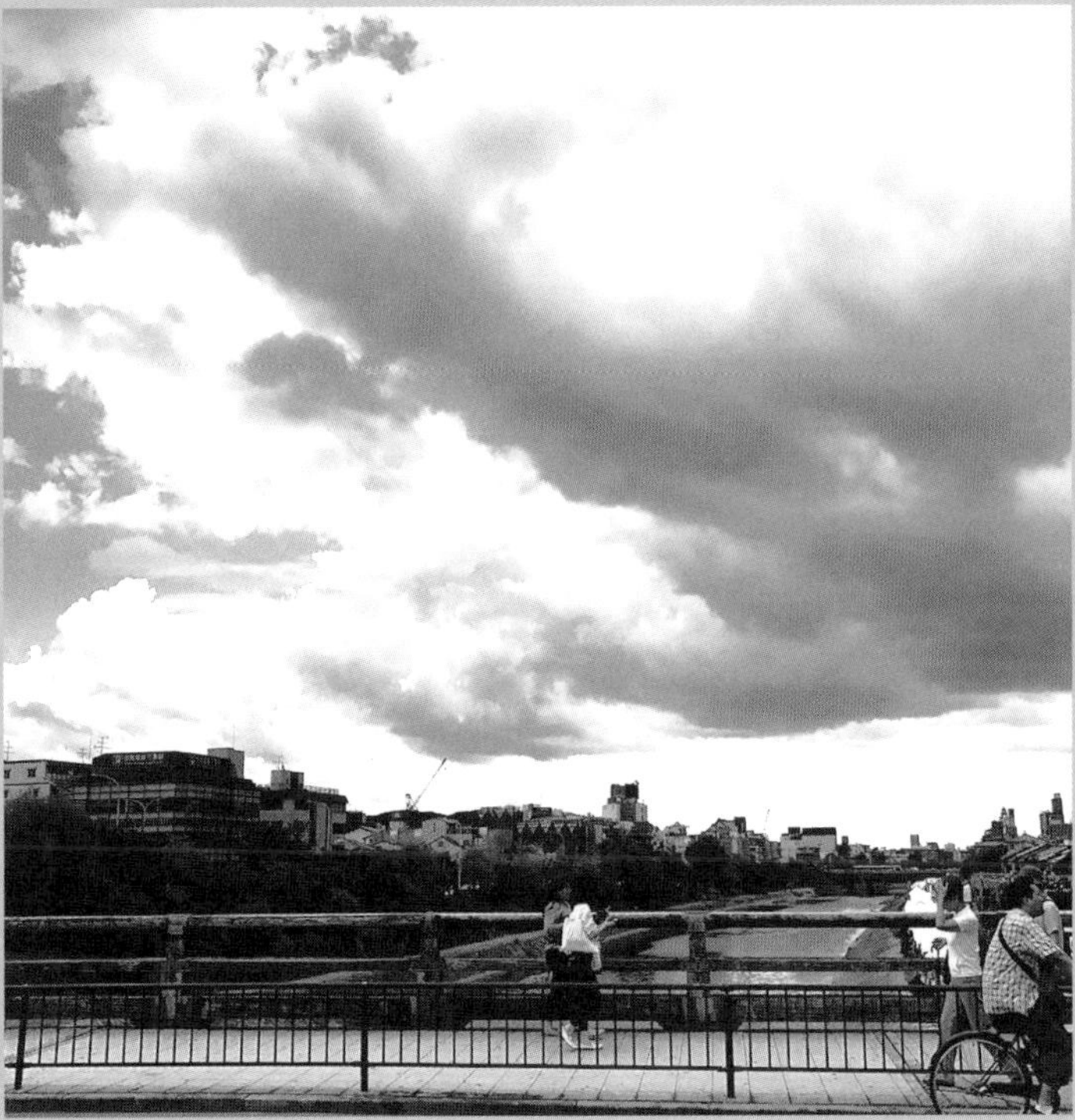

111 110 109 108

Ⅱ——論文的な。

一　脳の多様性

【1】時代は社会モデルだぜ

私もあなたも、脳の多様性を生きている。脳の多様性とは、英語で言えばニューロダイバーシティ、神経多様性とも訳されるものだ。私は神経発達症群の当事者だ。それは日本での一般的な言い方をすれば発達障害者ということになる。あなたは私と同じくそうかもしれないし、そうではない「定型発達者」かもしれない。いずれにしても、脳の多様性を体現している。

発達障害者という言い方は、本書で応援する社会モデルの考え方からすれば、不適切な表現というほかない。社会モデルは医学モデルと対をなす用語で、医学モデルが障害の発生場所を個人に見るのに対して、社会モデルはそれを環境に見る。たとえば、視覚障害者が社会からの充分な支援を受け、生きていく上でなんの困難もないと感じる環境を得られれば、その人は「眼が見えないだけの健常者」ということになる。楽器を弾けない人がいるように、特定の食べ物を食べられない人がいるように、そもそも人間が自力で空を飛べなくても、それだけでは決して致命的ではないように、眼が見えないだけなのだ。

この考え方に立つならば、発達障害者も、環境との不一致を起こしているからこそ「障害者」になっているだけだと言える。村中直人は定型発達者と発達障害者の関係をＷｉｎｄｏｗｓとＭａｃの違いにたとえ、前者にできて後者にできないことがあっても、それは欠如や障害ではないと述べている［2020: 49］。まったく同感だ。

2 ASDとADHDのハイブリッド

私は、ASDつまり自閉スペクトラム症と、ADHDつまり注意欠如・多動症が併発しているという診断を受けている。この診断を受けることで、**私は「なんだか多くの人と違うんだけど」というぶかしんできた自分のしっぽをつかむことに成功した。**そんなわけで、私は医学の恩恵を受けている。

それでも、私たちが「精神疾患」の当事者と見なされるのには、不当な面がある。なぜなら、自閉スペクトラム症者（以下、ASD者と呼ぶ）、注意欠如・多動症者（以下、ADHD者と呼ぶ）、限局性学習症者ら、つまり発達障害者の脳は、必ずしも故障や不良を起こしているわけではなく、私たちのうちには、その固有の特性によって多数派の定型発達者には困難なことを成しとげる者もいるからだ。

それで、発達障害を「脳の多様性」として理解しなおそうという運動が広がってきたのだ。いまでは、発達障害者だけでなく定型発達者も「脳の多様性」を生きているという考え方が支持を集めている。私たちは、医学の知見をうまく活用しつつも、それに取りこまれないように注意しないといけない。敵(?)は、すぐに私たちを精神疾患者としてラベリングしたがるから。

アメリカ精神医学会（APA：American Psychiatric Association）が発行している『精神疾患の診断・統計マニュアル 第五版』（以下これを慣例にしたがってDSM-5と呼ぶ）が、現在の診断基準を提供している。このDSM-5は、近年のASDの「有病率」を一%、ADHDの「有病率」を子どもの約五%、成人の約二・五%と説明している [APA: 54, 60]。日本の文部科学省は、発達障害者の児童の割合を六・五%程度と発表している [2020]。

百人に一人や、二〜三人や、五人や、六〜七人という数字は、全体から見れば圧倒的少数だが、人口に換算すれば莫大な数だ。しかも、発達障害の特性が確認されても診断に至らないグレーゾーンの人々がいる。人によっては、当事者、グレーゾーンの人々、未診断者を合わせて、全人口の一割が発達障害者ではないかと考える。一割とはすさまじい数字だ。いつか地球の人口が百億人に至れば、その一割とは十億人なのだから。

ちなみに、発達障害は「発達凸凹《デコボコ》」と言いかえたほうが良いという意見もある。脳神経の発達が平均と異なり、能力のデコボコが生まれているのが発達障害と見なされるからだ。昔ながらの偉人伝などで、子どものころは学校で落ちこぼれだったが、天才的な一面があり、大きな仕事を成しとげる、などの逸話が語られる人々。彼らは、発達障害者だった（だろうと言われている）人々だ。

ただし、すべての発達障害者が天才肌なわけではない。その誤解が広まることで、自分の能力の「凸」を発見できず、「凹」に苦悩している人は、さらに苦しむことになってしまった。だから、発達障害者を美化するのは禁物だ。

3　医学的言説は本人の分身ではない

私は初めはＡＤＨＤと診断された。ＡＤＨＤについて情報を集め、なるほど、これは私のことだと思った。ＤＳＭ-5の前身にあたるＤＳＭ-Ⅳ-ＴＲでは、ＡＤＨＤが不注意優勢型、多動性-衝動性優勢型、両方の特性を併せもった混合型に分類されていたことを知り［APA-2: 98］、私は混合型だなと考えたりした。

その後、私はＡＳＤとＡＤＨＤが併発していると診断されなおした。私はＡＳＤについて情報を集め、ううむ、まさしく私はそれそのものだ、と感じた。

ローナ・ウィングとジュディス・グールドによるＡＳＤ児の古典的な三類型は孤立型、受動型、奇異型と分かれているのだが［Wing 1979］、発達界隈ではしばしば成人のＡＳＤ者の説明にも、この類型論は使用される。とはいえ、この三類型は私に関してはいずれも当てはまる気がして「なんとも言えないなあ」と感じる。

しかしあるとき、「解離型ＡＳＤ」という概念を知り、なるほど、私の中心部にあるのはこれなのかと腑に落ちた。もっとも、この概念は男性よりは女性のＡＳＤ者によく見られるらしいのだが［柴山 2017: 193］。

この解離型ＡＳＤについて、柴山雅俊は、離隔《りかく》の感覚によって特徴づけられると述べている。離隔は、「眼差しとしての私」が自己身体から離脱したり、さまざまな外的対象と同化することで融合したり、「眼差しとしての私」が「あたかも気体のように、時に粒子のように周囲に拡散する」ことを指す［: 193–197］。柴山は、解離型ＡＳＤ者が、人間社会のストレスを回避するかのように、「向こう側」の世界、さながら自分がかつて存在していた故郷のような安らぎの場所、「原初的世界」に思いを寄せると説明する［: 198–199］。

解離型ＡＳＤがあると、人は「感覚の洪水のなかで立ちつく」し、それを鎮めようとして「好んで海、屋根の上、崖の上などに身を置き、世界との距離を保ち、自分に迫ってくることのない自然のなかに身を置こうとする」［: 199–201］。また、解離型ＡＳＤには仮面のキャラクター、「イマジナリーコンパニオン」、つまり空想上の同伴者が生まれて、「素顔のない仮面、それに全面的になりきるヴェールを被ったコスプレイヤーのような存在」を体現するという［: 202–203］。

私はこれらの医学的な知見を、自分のASDとADHDがどのようなものかを知る補助線として利用した。しかし、それはあくまで主線ではなく補助線だ。仲間と交流し、自己理解を深めるうちに、ASDもADHDも多様で、私の場合にも私ならではの個性があると思いしらされた。

医学的知識が私の一面を表現するとしても、それは私の分身ではない。同じADHDの混合型でも、私とあなたと彼と彼女にADHDは異なった現れ方をして、おのおのは当然ながら異なる人格や信念や趣味を持つ。解離型ASDもまたしかり。私は私同様の解離型ASDの仲間にとても強く共鳴する傾向があるが、ひとりひとりの生育歴や人生経験や価値観は、おもしろいほどに異なっている。

以上のことは、よく理解していただきたい。**本書に書いていることは、私という唯一無二の人間の自己解剖記録なのだ。**

4 先行者に感謝

ドナ・ウィリアムズ、テンプル・グランディン、森口奈緒美、グニラ・ガーランド、ウェンディ・ローソン、ケネス・ホール、リアン・ホリデー・ウィリー、トーマス・A・マッキーン、泉流星、ニキ・リンコ、藤家寛子、ルーク・ジャクソン、アクセル・ブラウンズ、東田直樹、綾屋紗月。

敬愛する先人たちの名前を並べた。本書では彼ら、彼女らASD者の自伝、当事者研究、対談、インタビューのたぐいを大いに活用した。一般にASD当事者の男性は女性の四倍程度と考えられているのだが [APA: 56]、右に挙げた著者たちの多数派は女性だった。

女性のＡＳＤ者は、診断されにくい傾向にあるだけで、実際にはもっと多い可能性がある。彼女たちは、女児のときは「なんとなくおとなしい子」と見なされ、就業したのちは転退職を繰りかえしても「女だから」と問題視されず、妻や母として生きていれば社会的な問題になりにくく、専門医を訪れても、そのときに併発している精神疾患の問題と誤診され、さらに男性よりも社会適応のスキルを身につけざるをえないことから、容易に見過ごされる［砂川 2015: 90–92］。

その先人たちには、自分自身を「自閉症」「アスペルガー症候群」「広汎性発達障害」「高機能自閉症」などの当事者と見なしている例もあるが、これらの分類は現在ではＡＳＤとして一括されたり、ＡＳＤとＡＤＨＤの併発として解釈されたりする［APA: 52, 57］。本書では、彼ら彼女らを現在の診断基準に合わせてＡＳＤ者として扱った。

なお、いささか驚くべきことにＡＤＨＤ者の自伝のたぐいは、マンガの形態では散見されるものの、伝統的な様式のものが国内の刊行物には見当たらなかった。ＡＤＨＤはＡＳＤのような特異な世界像を構築しないから、自伝などで扱うには弱いということだろうか。

鈴木大介の『されど愛しきお妻様』のように身近な人物が観察した記録はあるが、内側からの記述ではない。マンガ作品を利用することも検討したが、それらはマンガの特性を反映し、誇張など演出の要素を多く含むため、本書では使用するのを諦めた。本書の意義のひとつとして、ＡＤＨＤ者の体験世界を内側から記しているということも挙げられる。

5 フルーツサラダ

「発達仲間」と面と向かって交流をしているときも、書物やウェブサイトで当事者の語りに接しているときも、発達特性の多様性（ダイバーシティ）の広がりの規模に驚いてしまう。

私と同じく、ＡＳＤとＡＤＨＤが併発している事例はきわめて多い。ある研究によると、未就学の自閉スペクトラム症児（以下、ＡＳＤ児と呼ぶ）のうち、三〇〜五〇％がＡＤＨＤを併発しているという［Davis 2012］。もしかして未来には、「自閉・注意欠如多動スペクトラム症」（ＡＡＤＨＳ：Autism attention-deficit hyperactivity spectrum disorder）として、両者は併発するのが標準形と見なされるようになるかもしれない（医学のしろうとが言いたい放題で、すみません）。

また、ＡＳＤには別の発達障害の発達性協調運動症（ＤＣＤ）や、医学的な位置づけは曖昧なものの、聴覚情報処理障害（ＡＰＤ）がよく併発し、私も同様だ。人によっては適応障害、鬱病、双極性障害（躁鬱病）、統合失調症、解離性同一症（いわゆる多重人格）、各種のパーソナリティ障害を二次障害として罹患している場合もある。

ＤＳＭ-５は、ＡＳＤ者の七〇％にはひとつの別の精神疾患が、四〇％にはふたつ以上の別の精神疾患が併発していると語る［APA: 57］。ウィリアムズはこのありさまを、りんごだけに見えても実はぶどう混じりの、あるいはぶどうではなくプラム混じりの、さらにはベリーや何種類かのバナナが入っているかもしれない「フルーツサラダ」にたとえている［2008: 12–13］。

「フルーツサラダ」とは良いたとえではないだろうか。私はメロン、みかん、りんご、巨峰、桃、マンゴー、バナナのフルーツサラダを食べたい。したたる甘い果汁を舐《な》めながら、至福の味覚に耽るのだ。

【6】当事者研究やってます

本書は発達界隈と呼ばれる、なかばリアル（自助会、イベントバーなど）、なかばオンライン（Ｔｗｉｔｔｅｒ、ＬＩＮＥなど）のコミュニティでの交流と、私と私の仲間による当事者研究の成果として生まれた。

当事者研究とは、生きる上での苦労を抱えた当事者が、自分の苦労の仕組みを自身で考察するとともに、同じ当事者の仲間の協力も得て、自分の考えを掘りさげることで、その仕組みの全体像への洞察を深め、結果として生きづらさを緩和させる自助グループ的研究会活動を指している（より詳しくは【96】を参照）。

私は自分ひとりによる省察、自己研究（「ぼっち研究」などとも呼ばれる）と、発達界隈で知りあった仲間との意見交換を往復する仕方で、この当事者研究を進めた。会合では自分の体験世界をまず話して、仲間から応答を受けたこともあるし、逆に仲間の体験世界に応答するために、参考になると判断して自分の体験世界を話して、それにさらに仲間からの応答を得たということもあった。

毎回の会合の内容は、もちろん自己研究を推進する役割を果たした。ちょうど「自分自身で、共に」という当事者研究の標語［向谷地 2005: 5］に即すように、内省と会合の往還が、本書の骨格を成立させたのだった。

二　水中世界

【7】現実と想像が浸潤しあう時空

私が体験している世界には、精神医学の世界で解離という言葉で説明される要素がある。

一般的にＡＳＤやＡＤＨＤの場合は、現実と夢の区別がつきにくくなるほどではない。**私は、現実がつねに夢に浸されているような体感でいる**。現実と夢の区別はつけられるが、完全に覚醒するのが困難なのだ。綾屋はこれを「夢侵入」と呼び、「起きているにもかかわらず滑り込んでくる夢の状態」で、「特に疲れたり眠たくなったりしてくると、このような状態に置かれることが多い」と説明している［2008：81］。私もまったく同様だ。

私は学部生のころ、オーストリアの作家ローベルト・ムージルの戯曲『熱狂家たち』に夢中になって、自分の体験世界の一端がこの作品に埋めこまれていると感じた。現実に飽きたらず、可能性のなかの別の現実を求める二〇世紀の市民たちの物語なのだが、その舞台は、冒頭で「現実と想像が同程度に再現されていなくてはならない」と設定されている［1981：310 原文ドイツ語］。ムージルがこの作品で表現したかったものは、私が以下で示す体験世界ととてもよく似たものではないかと推測している。

【8】晴れをもたらす文学と芸術

文学、映画、美術、音楽、サブカルチャー全般に関する制作物、それを私は「文化的コンテンツ」と総称したい気もするが、その言葉はあまりに無骨なので、本書では単に「文学と芸術」と呼ぶことにしよう。流行曲やテレビドラマ、マンガやアニメやゲームも話題になるが、それらもポップな芸術と見なされているんだな、とご理解いただきたい。

意識がしょっちゅう混濁しているために、私は文学と芸術を、自分の精神に明晰さをもたらす手がかりにしてきた。というのも**文学と芸術とは、混沌とした宇宙に明晰さを与えるものにほかならないからだ**。

たとえば、服部土芳《とほう》の『三冊子』によって伝えられた松尾芭蕉の遺語、「物の見へたるひかり、いまだ心にきえざる中にいひとむべし」〔潁原 1939: 104〕を発語してみるとき。あるいは、フランスの詩人、ポール・ヴァレリーの詩「海辺の墓地」を、「正確にも正午が炎だけで構成するのは／海だ、海だ、つねに新しく始まる!」〔1933: 157 原文フランス語〕と訳出してみるとき――。私の心は、澄んだものへと整頓されてゆく。

文学以外の芸術にも同じ機能がある。パブロ・カザルスがギコギコと奏でるバッハの「無伴奏チェロ組曲」を聴き、グレン・グールドがポロロンポロロンと奏でる同じくバッハの「ゴルトベルク変奏曲」を聴くとき。ハンス・ホルバインの絵画「大使たち」に隠された頭蓋骨を斜めから眺めるとき――。私の心は展翅板の上の蝶の羽のようにきれいに伸展されて、心の疲れが発散されてゆく。

9 プカプカ浮いとる

私の自己イメージのひとつは、人間の神経系だ。アーサー・クラブトゥリー監督の『顔のない悪魔』というB級ホラー映画がある。そこには頭部が脳だけの、ちょうど神経系の人体模型のような怪物が登場する。その怪物が、ホルマリンに浸かってプカプカ浮いているのを想像していただきたい。不気味なのにどことなくユーモラスな光景だ。

大学に入るまえ、大江健三郎の『死者の奢り』を初めて読んだときにも、私は自分自身の体験世界の一端を見た。大学の地下に大きな水槽があり、多数の解剖用の死体がアルコールに浸かっている。いまでも、私はつぎの箇所を読むときに、心が大江と共鳴しあっているように感じる。

死者たちの一人が、ゆっくり体を回転させ、肩から液の深みへ沈みこんで行く。硬直した腕だけが暫く液の表面から差し出されており、それから再び彼は静かに浮かびあがって来る［2018a: 21］。

ムージルの未完の長編小説『特性のない男』にも、似た雰囲気の一節がある。

人は別様になってしまった。もはや全体的人間が全体的世界に対峙しているのではなく、人間的な何かが一般的な培養液のなかをうごめいているんだ［1978: 217 原文ドイツ語］。

ムージルの場合は二〇世紀前半の情報社会をこのように表現しているのだが、そこには作者のふだんの身体感覚が織りまぜられているのではないか、と想像されてくる。

10 水のなかの美しすぎる悪夢

綾屋は、「水フィルター」について語っている。彼女によると、「対人的なやりとりが追いつかなくなり、周囲からおいてけぼりをくらったと感じたときや、感覚飽和や行動のフリーズが起きたとき、ショックな出来事に触れたときなどに」、「三センチぐらいの厚さでぶよぶよしたビニール状のフィルターのようなものがサッと目の前を覆い、水中にいるかのように視界をぼやけさせる」[2008: 84]。私の場合には、自分がほとんど常時、この「水フィルター」に当たるものに包まれていると感じて生きていて、それを〈水中世界〉と呼んでいる。

私はグスタフ・クリムトの絵画がそれほど好きではないが、あるとき「水流」「水蛇」「水の精」などの水をモティーフにした彼の絵を見ていて、理由が分かってきた。つまり彼がそれらの絵で描いている感覚は、私が水中世界でひたすら苦しんでいるときの雰囲気を思わせるものなのだ。クリムトもなんらかの特殊な体験世界を持っていて、私のそれに似通っていたのではないかと推測してしまう。

私は、一九六〇年代や一九七〇年代の世界各地のサイケデリック・ロックやアシッド・フォークの熱烈な愛好家だ。その理由は、音響機器のファズで加工された、くぐもった音が波打ったり、泡立ったり、かと思うと急に明るみが射したりする音響空間が、自分の水中世界のメタファーであるかのように感じるからだ。

たとえばグレイトフル・デッドや裸のラリーズ。そこには苦しさだけでなく、苦しみから抜けでる至福なども表現されているから、クリムトとは逆の世界観を見ることができる。ただし、おそらく彼らは薬物の力でそのような体験世界を得ていたのだと思う。

映画を見ていて、自分の体験世界に近いと感じたのはカルト的な人気を誇るデイヴィッド・リンチの諸作品（特に『マルホランド・ドライヴ』）やペドロ・アルモドバルの諸作品（特に『抱擁のかけら』）だ。リンチの場合は美しすぎる悪夢というべき映像感覚が、アルモドバルの場合は、そのB級感覚が、ぐにゃぐにゃした現実感を与えてくれ、私の体験世界に似ていると感じさせる。

あえて医学の言説を借りれば、この体験世界は、第一にはＡＳＤの感覚過敏に由来していると思われる。視覚や聴覚の過敏さと、そこから来る疲労が、現実を水のなかの世界のように錯覚させているのだ。

第二に、ＡＤＨＤによる脳内多動と、やはりそこから来る疲労が、朦朧《もうろう》感を立ちあげていると考えられる。

第三に、発達性協調運動症による、自分の体が傾いてしまうという現象が関係しているだろう。前庭覚が弱く、「自分の身体の各部位がどうつながっているのかが知覚できていないし、動くときには身体をどう使えばいいのかも理解していない」［ガーランド 2000: 190］、つまり固有受容覚も弱いということが、水のなかにあるかのような体の動きを体感させてしまう。

そしておそらく第四に、自分の感覚や世界像に強い「こだわり」を発揮するＡＳＤの特性が、この感覚を強化している。

第五に解離による幻想的時空の生成だ。

もしかすると、脳の可塑性が高い子どものうちに、神経系の発達促進をおこなう感覚統合療法を受ける機会があったならば、このような感覚を失っていたのかもしれない［岩永他 2009: 39–40］。**受けていたらこの世界に参入することはできなかったのだから、受けなくてよかったと思う**。

11 浸透圧を感じる

道元が書いた『正法眼蔵《しょうぼうげんぞう》』のうちの「山水経」に、水の見え方のように物事の見え方はいろいろだという記述がある。

一般に山水を見ることは、存在者の種類ごとに異なっている。一水四見と言うように、天人は水を装身具と見るが、それでも装身具を水とは見なさない。人間が見ている何を、天人は水と見なすだろうか。天人の装身具を、人間は水と見なすのだ。水を極美の花と見なす存在者もいるが、それでもその者たちは花を水として用いるわけではない［2006: 236–237 原文古文］。

私は、自分のいる時空もまさしく一水四見だと感じている。刻々と濃度が変転していく水溶液のようなものだ。その水溶液のなかで浸透圧を受けながら揺らめいている物体として、私は存在する。大学院生のころ、マルティン・ハイデガーの『存在と時間』を原書で読み、生物学の「環世界」、つまりハチはハチの、クジャクはクジャクの、人間は人間の体験世界に住むという考え方をもとに「世界内存在」という概念が提唱されているのを見たときも、「ぼくはぼくだけの固有の世界に住んでいるぞ」と感じた。

水溶液のなかで、周囲の環境に合わせて、私という物体は揺らめきつづける。

12 実行機能障害(一)

ＡＳＤやＡＤＨＤには実行機能障害と呼ばれるものがある。これは多様な事態の総称だが、ひとつには体の操作が不自由になるということがある。

東田は「僕たちは、自分の体さえ自分の思い通りにならなくて、じっとしていることも、言われた通りに動くこともできず、まるで不良品のロボットを運転しているようなものです」と語る[2007: 30]。

この感覚はよく分かる。私も少年時代には、庵野秀明のアニメ『新世紀エヴァンゲリオン』に登場する巨大な人造人間に乗りこんで、羊水のような液体で満たされた操縦室で「動け、動け、動け！　動け、動いてよ！」と操縦桿《かん》をガシャガシャ動かしているような気がしたものだ。そのくらい、体がうまく動いてくれない。毎日のようにどこかにぶつかり、転んでしまう。

ある秋の日に、大学構内で衝撃を感じたことがあった。顔が液体でぬらぬら濡れていく。自分の顔面を触った私は、眉間から血が噴きだしているのを知った。前日の台風が自転車置き場のブリキ屋根をなぎたおし、湾曲した屋根に衝突してしまったのだ。私は形成外科の病院へ行き、処置をしてもらい、数週間、頭に包帯を巻くことになった。あと少しずれていたら、片眼を失明していた可能性がある。

ときには、ロボット操縦よりも自分の体をリモコン操縦しているような感覚が近い。荒木飛呂彦のマンガ『ジョジョの奇妙な冒険』では、超人的能力が幽体離脱したようにして発動する「スタンド」という概念が登場する。私は、自分がそのスタンドの側になって、能力をなくした側の肉体を動かそうとしている（そして動かない）ような感覚になることが多い。

熊谷はＡＳＤ者は「日々文字どおり、中動態を生きている存在だと言えます」と語る［國分／熊谷2020: 310–311］。中動態とはインド・ヨーロッパ語族の文法なのだが、多くの言語で廃《すた》れてしまった。現在は能動と受動が一対をなすと位置づけられているが、古くは能動と中動が一対をなしていたと考えられている。

國分功一郎によると、「能動と受動の対立においては、するかされるかが問題になる」のに対して、「能動と中動の対立においては、主語が過程の外にあるか内にあるかが問題になる」［2017: 88］。金谷武洋が指摘するように、「形は受動、意味は能動」と表現することもできる［2004: 186］。私は、実際のところ水中世界の顕現という「過程」のなかに収まって動く、あるいは水中世界に収められながら、一所懸命に動きまわろうとする中動態だと感じている。

おそらく人間は、あるいは生物はすべて中動態を生きているのだが、病者や障害者は、弱さによってそれを感じやすいのだと思う。そして、ＡＳＤ者には特に強く感じられるということかもしれない。

では、なぜＡＳＤ者が特に？　それに関しては、つぎの項目で書きたい。

13　魔法の世界

村上靖彦は、ＡＳＤ者が「相手に意志を伝えて、相手からお菓子をもらおうとしているというよりは、ある状況で「開けゴマ！」という呪文をとなえるとお菓子が出てくるといった感覚」を有しているると指摘している[2008: 127]。それは「コミュニケーションではなくて呪文」であり、「本質的には対人関係は介在していない」と述べる[: 127]。

厳しい言い方だ。だが、この問題を考えるには、私たちが一種の異文化を生きていることを理解しておく必要がある。

何を隠そう、村上自身も「自閉症圏の人から見ると、定形発達の習慣は全くの異文化である」、また「アスペルガー障害の人は、異文化に住んでいるが、自分の文化は理解してもらうことができず、文化が違うということすら知られていない、場合によっては自分でも定型発達とは異なる文化を生きていることに気がついていないまま、ずれから来るトラブルに苦しんでいるかもしれない」と指摘している[: 189]。

私と仲間たちが生きる異文化とは、「魔法」がつぎつぎに発生する、しかも自分では魔法を制御も運用もできない世界だ。この魔法の世界という表現は、パワン・シンハらが、ASD児は出来事の予測がしづらく、彼らには物事がデタラメに起きているように体感されるため、世界が秩序だった場所ではなく魔法のように現れてくると説明したことにもとづいている[2014]。

マッキーンは恐怖がASD者の感情の主流を占めていると指摘する。「自分は何を怖がっているのか、本人にはわかっていないことが多いのだが、ぼくは、この恐怖は感情のオーバーロードのせいだと思う。誰のことも信用できない状態だ」[2003: 96]。感覚過敏や過集中によって、私たちは感情が積載過剰になってしまう。それによって心理的に無防備になり、魔法の世界に投げこまれているような気がするのではないか。

カフカは恋人への手紙で、「ミルクのコップを口のところに持ち上げるのさえ怖くなります。そのコップが、目の前で砕け散り、破片が顔に飛んでくることも、起きないとは限らないからです」と書いた[2014: 38]。私もこのようなたぐいの想像に、いつも怯えている。そんなに遠くない未来に核戦争が勃発して、在住する京都に水素爆弾が投下される気がする。しかも、私たちにはフラッシュバックも起こりやすい。つぎつぎに起こる過去の追体験は、魔法にかけられたかのような錯覚を起こさせる。

もちろん定型発達者の世界にも、このような意味での魔法めいた要素はあるだろう。誰も、自分に起こっていることを完全には把握できないし、未来に起こることはほとんど把握できないからだ。そして、私たちの世界にも現実はある。だから片方の人々は現実の世界に住み、片方の人々は魔法の世界に住んでいると切りわければ、誇張になる。だが、**定型発達者は魔法が混じった現実の世界に生き、私たちは現実的要素を孕んだ魔法の世界に住んでいる**、という控えめな分け方ならば、妥当ではないか。

そして、そのように魔法の世界のなかで生きているということが、中動態の状態なのだ。そこではさまざまなものが、郡司ペギオ幸夫の書名を借りて言えば、「やってくる」。

ＡＳＤ者が現行のルールを破った場合などに、その人を魔法の世界の住人として許容するべきだと、私は言いたいわけではない。現行のルールが生きているあいだは、あくまでも現行のルールに沿って問題が解決されるべきだと思う。しかし濃厚な魔法の世界を生きている異文化の並存を認識することは、定型発達者にとっても社会が豊かになることを意味するだろう。

14 実行機能障害（二）

ハイデガーは『存在と時間』で、人間の本質を「現に在る」ことを認識できる場と考えて、人間を「現存在」と呼ぶ［2001: 12］。事物に人間が関わるときの「環世界」が注目され、現存在の特徴は世界内存在と規定される［: 66］。世界内存在としての人間、つまり現存在の存在の仕方は、さまざまな物事や他者への「心配」にあると見なされ、人間生活の遂行が道具の使用なしに考えられないことから、道具と人間の出会われ方が論じられる［: 57, 69］。ハイデガーは現存在は道具への「対処」によって「世界のうちに在ること」に「没入」していると指摘しているが［: 76］、私は行動を起こすたびに何かに没入するために、ハイデガーの説明に大いに納得している。

ＡＳＤ者の場合の道具と人間の出会われ方について、綾屋はアフォーダンス、つまりモノが人に対して行動を促す様子が「飽和」していると説明する。「外界のあらゆる事物は私たちに、自分が何者かを「自己紹介」してくる。また同時にモノは、「食べる？」「投げる？」「歩く？」など、私の行動選択を促すような自己主張もしてくる」［2008: 68］。

綾屋が語るアフォーダンスは、発達界隈でも「ピンと来ない」という声が多いのだが、空間の問題ではなく時間の問題として考えれば、分かりやすいかもしれない。それはＡＳＤ者やＡＤＨＤ者にとって、優先順位をつけるのが困難ということ、いろんなものに手を出して、無意味な行動に時間を取られてしまうという、いつもの困りごとなのだ。

私たちはこのようにして、〈無数の渦巻き〉（と私が呼ぶもの）に巻きこまれて生きている。

15 不注意

DSM-5がADHDの診断基準として「不注意」について語るのを見るとき、暗澹たる気持ちになってくる。

・学業、仕事、または他の活動中に、しばしば綿密に注意することができない、または不注意な間違いをする（例：細部を見過ごしたり、見逃してしまう、作業が不正確である）。
・課題または遊びの活動中に、しばしば注意を持続することが困難である（例：講義、会話、または長時間の読書に集中し続けることが難しい）。
・直接話しかけられたときに、しばしば聞いていないように見える（例：明らかな注意を逸らすものがない状況でさえ、心がどこか他所にあるように見える）。
・しばしば指示に従えず、学業、用事、職場での義務をやり遂げることができない（例：課題を始めるがすぐに集中できなくなる、また容易に脱線する）。
・課題や活動を順序立てることがしばしば困難である（例：一連の課題を遂行することが難しい、資料や持ち物を整理しておくことが難しい、作業が乱雑でまとまりがない、時間の管理が苦手、締め切りを守れない）。
・精神的努力の持続を要する課題（例：学業や宿題、青年期後期および成人では報告書の作成、書類に漏れなく記入すること、長い文書を見直すこと）に従事することをしばしば避ける、嫌う、またはいやいや行う。
・課題や活動に必要なもの（例：学校教材、鉛筆、本、道具、財布、鍵、書類、眼鏡、携帯電話）をしばしばなくしてしまう。

・しばしば外的な刺激（青年期後期および成人では無関係な考えも含まれる）によってすぐ気が散ってしまう。

・しばしば日々の活動（例：用事を足すこと、お使いをすること、青年期後期および成人では、電話を折り返しかけること、お金の支払い、会合の約束を守ること）で忘れっぽい［APA: 58］。

「脳の多様性」が認められて、社会が私たちの不注意に寛容になれば、また私たちのことを想定した上でセキュリティ・システムが構築されれば、すべて解決する問題だ。だが、いまの世の中は過渡期にあるから、私たちの側で対策を立てねばならない。この「不注意」の特性は処方薬やさまざまな生活上の工夫（ライフハック）によってやわらぐ。私の最大のライフハックをふたつ述べておこう。

ひとつは、私が〈記憶のアウトソーシング〉（または〈記憶の外注〉）と呼んでいるものだ。しかしなんのことはない、それはレビー小体型認知症の樋口直美が『誤作動する脳』で、「記憶の外部化」と呼んでいることにほかならない［2020: 149–151］。

私の場合はふだんからひっきりなしにスマートフォンを操作して、「Ｇｏｏｇｌｅドキュメント」に書き込みをおこなっている。Ｇｏｏｇｌｅドキュメントを使う理由は、パソコンやタブレットからもアクセスできるからだが、加えてアイコンが私の好む青色なので、心が踊るのだ。書き込みは黒字を基調とし、強調したいことは青字にして、さらに文字サイズを大きくすることもある。メモする場所を一元化することで、多くの不注意が「障害」にならない。

もうひとつは、自分を甘やかすことだ。ちやほやすると言っても良い。心の声に耳を傾け、できるだけやりたいようにさせてあげる。できるだけ甘やかすことで、リラックスした状態を得ることができ、不注意による失敗が起こりにくくなる。自分に厳しくすると、緊張状態に置かれ、不注意による失敗がドミノ倒しのように起こってしまう。

不注意に悩んでる仲間には、一度自分をさんざん甘やかすことを、お勧めしておきたい。もちろん、人に迷惑をかけない範囲で。

16 実行機能障害（三）

ジュリアン・シュナーベルの映画『潜水服は蝶の夢を見る』の主人公は、全身の身体機能を失い、わずかに動かせる左目で意思疎通をする「閉じ込め症候群」の男性。彼は、自分が潜水服を着て海をゴポゴポと沈んでいくようだと感じるが、私もそのような感覚を覚えることが多い。ビル・エヴァンスとジム・ホールによるジャズの名盤『アンダーカレント』の白黒のジャケット写真で、ドレスを着た女性が水葬されてゆくように水中に浮かんでいる。これもまた、私の身体感覚を思わせるため、気に入っているイメージだ。

こうして発達障害の実行機能障害も、本来は「水」に関わるものではないのに、私には水に関連づけられて理解されている。

問題の核心は発達性協調運動症にある。仲間のうち、全身の動き（粗大運動と呼ばれる）も手先の器用さ（微細運動と呼ばれる）も優れている者は稀な例と言える。微細運動に優れ、粗大運動に劣る者はそれなりに多い。私は粗大運動も微細運動も劣っている。つまり「運動音痴かつ不器用」ということだ。私はその意味では**水底に沈んだ漬物石みたいなものだ。**

17 交通事故

ＡＤＨＤ者は交通事故に遭遇しやすい傾向にある〔小菅他 2020〕。実行機能障害のことを考えれば、不思議なことではない。社会モデルを支持する私に言わせれば、私たちは交通事故に遭いやすいのに、それを無視した交通制度がまかり通っているのがおかしい、ということになる。

ある春の日に私の暗鬱は極限に達し、険しい道でも周囲をよく見ずに歩くようになってしまった。車が走ってきても、私の屈曲した心は、私の顔を持ちあげなかった。そしてついに、私は自動車に轢《ひ》かれかける経験をしてしまった。そのときには私は短時間、水の世界から解きはなたれていた。つまり完全な覚醒を体験した。私は自分が陸生生物になったと感じた（？）。

さて私は、交通事故をも起こしかねない実行機能障害が、ある興味深いものを開示していると考える。それは「エス」だ。これについて次項で説明しよう。

18 エスに向きあう

「我思う、ゆえに我あり」（コギト・エルゴ・スム）。実際にはデカルト自身はそのような定式を記したことがないようだが、自我を思考の起点に置く一七世紀のこの定式が近代的思考に絶大な影響をもたらしたことはよく知られている。中動態についての議論も、そのことへの反省のひとつと言えるだろう。この自我を中心とした思考法に対して、「エス」による相対化がドイツ語圏で発生した。

エスとは、ドイツ語の三人称単数の代名詞〈es〉を意味する。これは英語の〈it〉にあたり、非人称主語としての機能を備え、天候や時間などを表現できる。加えて、〈Mir geht es sehr gut.〉（私の調子は抜群〉のように、感覚の主語としても用いられる。エスは漠然とした全体的状況で、それがあるときには天候、あるときには時間、あるときには感覚へと分化するのだ。

ドイツ語で〈Es gibt ...〉（～が存在する、英語の There is/are ...）という構文も〈es〉を主語にとる。たとえば〈Es gibt eine Kugel.〉という文がありえるが、これはなんらかの状況が一個の球体を与えることを意味し、それが「一個の球体が存在する」ということになる。

端緒となったのは一八世紀のゲオルク・クリストフ・リヒテンベルクだった。彼は後世有名になった個性的な『雑記帳』に、〈Es blitzt.〉（イナズマが走る）と表現されるのだから、〈Ich denke.〉（私は考える＝我思う）ではなくて、〈Es denkt.〉（思考が走る＝状況が考える）と見なすべきだという着想を書きとめた[1971: 412]。

ヨハン・ゴットリープ・フィヒテ、フリードリヒ・ヴィルヘルム・ヨーゼフ・フォン・シェリング、ルートヴィヒ・アンドレアス・フォイエルバッハ、エドゥアルト・フォン・ハルトマンらがリヒテンベルクに刺激されて、〈Es denkt.〉について、それぞれの哲学的考察をめぐらせたことについては、互盛央が全体像を紹介している[2010]。

私は大学院生のとき、フリードリヒ・ニーチェの『善悪の彼岸』やエルンスト・マッハの『感覚の分析』を原書で読む機会を得て、彼らがエスに言及しているのに接して、この問題に目覚めた。数年後、互の議論を知った私には、ジークムント・フロイトの精神分析、無意識論のなかの「エス」が議論全体の焦点とされ、エスがもっぱら認識論上の問題として紹介されるのに違和感を覚えた。

たしかに、そもそもリヒテンベルク自身が、イナズマの比喩から明らかなように、閃き、あるいは霊感の発生という認識論的問題を念頭に置いていたはずだ。しかし〈Es denkt.〉は認識論であるだけでなく、存在論でもある。というのも、人間社会のなかでの各種の情報ネットワーク、自分をこの世に生みだした父母やそこから遡る無数の祖先たち、生きてゆくための空気、水、食料、生活環境、社会制度などの無数の契機が、「私が考える」のに先立っていて、「私が考える」ことを可能ならしめている、と言えるからだ。

このことを重く受けとめるとき、〈考えが発生する〉という事態の差しあたっての主体は「私」と言えるだろうが、真の主体とでも言うべきものは、それらの無数の契機、つまり全体的状況としてのエスと言えるのではないか。**エスが中心にあり、「私」は思考や行動を外部へと示現させる「場」のようなものではないのか。**

ハイデガーは、一九一九年の講義「哲学の理念と世界観問題」で、〈Es weltet.〉（世界が発生する）と語っている［1999: 73］。ドイツ語の名詞〈Welt〉（世界）は、英語の〈world〉がそうであるように、通常は動詞として使用することができない。だが、ハイデガーはそれを無理矢理に〈welten〉（世界する）と造語する（英語圏ではIt worlds.と訳される）。彼はこの造語によって、「世界」が私たちの側に起ちあがってくる仕方で世界が経験されると考えたのだった。

金谷は中動態の機能の本質を「行為者の不在、自然の勢いの表現である」［2004: 205］と指摘している。かつて山田孝雄が日本語の自発の表現を「自然勢」と表現し、そこから細江逸記が印欧語にも「自然の勢」の表現として中動態が存在することを論じた［1928: 111］。金谷の「自然の勢い」という形容は、この伝統に由来する。

英語やドイツ語などの非人称主語は中動態の、少なくともその機能の一部を現代へと引きついでいる。「エス」は人間に制御できない自然、全体的把握を拒む何か巨大なものを表現している。私たちは言葉を紡ぐときも、本質的にはエスの海から汲みあげたものを、思い思いのかたちに編んでいる。大澤真幸は「言語そのものが本質的に中動態的な現象である」と語るが〔2020〕、それは言語がエスであるという事態と同じことだ。

さて私たちは、この全体的状況としてのエスが「私」に作用する最前線を、言語と並んで身体や脳にも見ることができるはずだが、読者はどう考えるだろうか。少なくとも私はつねに私のいる状況や環境という「大きなエス」が、私の身体としての「中くらいのエス」と私の無意識としての「小さなエス」を通じて、私の意識を触発していると感じている。

圧倒的に広大な水のなかに、私たちはたゆたっている。

四　植物

【19】水中世界を超えた純粋水と青色

私がふだん棲まう「水中世界」は、たしかに身近なものではあるものの、私自身をじわじわと追いつめてゆく。そこで私は本物の清らかな水、〈純粋水〉を渇仰《かつごう》している。そのような水への憧れは、仲間たちにも広く共有されている。ある者は海を礼讃し、ある者はプールに入りたがる。

ホールは書く。「ときどき、ぼくは海のために生まれてきたんじゃないかって感じるぐらいだ。海に関係することは何でも好き——海の音、景色、雰囲気も」[2001: 34]。東田は、なぜ水中を好むのかと問われて、「僕たちは原始の感覚を残したまま生まれた人間だから」[2007: 97]、現実では「自由がない」[: 96]と感じ、「水の中にいれば、静かで自由で幸せ」で[: 96]、「水などが流れ続けること」も「快感」[: 94]だと述べている。

水が光の下で青くきらめく様子には、いつも興奮を抑えられない。空の青、身の回りの青いものへの執着が生まれる。青はＡＳＤのテーマカラーで、国連が定めた「世界自閉症啓発デー」の四月二日には、日本でもさまざまな場所が青くライトアップされる。青は一般的にも人気のある色だが、赤の人気には劣る。ところがＡＳＤ児のあいだでは、青は赤よりも好まれやすく、もっとも人気が高い[京都大学 2016]。

ローソンは書く。「私のお気に入りの色は、深いエメラルド色、ぐんじょう色、むらさき、ターコイズ・ブルー。そして、これらの中間にある色なら、なんでも好き」[2001: 23–24]。同じように感じる仲間は多く、文房具、家具、日用品、衣類などが青まみれになる。**私は缶コーヒーや缶ジュースを飲むときですら、なるべく青い缶のものを買う。**

20 温水浴と冷水浴を交互に

薬を飲んでよく眠ることで、頭は冴えやすくなる。それでも私自身の水中世界から出ることはなかなかできない。水中世界を超えた純粋水を発見できるのは、銭湯やスポーツジムの浴場だ。温水浴と冷水浴を交互に何度も繰りかえしていると、ふだんの水中世界を抜けでて、短いあいだでも純粋水に包まれる。純粋水に包まれると、動物から植物に移行していく気分になる。

もちろん、普通の言い方もできる。体温を温めたり冷やしたりすることで、自律神経を整えるのだ。

21 植物礼賛

綾屋は「煩雑な人間世界のルールがよくわからない自分に寄り添い、包み込んでくれていたのは、いつも草木や花の放出する柔らかなエネルギーのようなものだった」と回想している［2008: 182–183］。東田は「実際はありえない話」と断った上で、「光や砂や水に愛着を感じる自閉症の人たちには、人としての遺伝子以外にも、植物のような要素を持つ遺伝子が組み込まれているのではないかと考えると、とてもおもしろいと思います」［2010: 77］、「僕たちの理想の居場所」は「森の奥深くか、深海の海の底にしかない」［2007: 121］と説明している。

ASD児と定型発達児を比較すると、緑色は際立って前者に好まれやすいという研究結果もある

［京都大学 2016］。

私は輪廻、転生、不滅の命などを信じていないが、それでも生まれかわったら何になりたいと問われると、「うるおう水際のシダ植物」になりたいと答える。雌雄両性を備え、ワラビのように先端をくるくると楽しく巻きながら生き、通りすがりの野良ヤギにむさぼり食われて、一生を終えたい。

私はまた『碧巌録《へきがんろく》』第八二則を楽しく読む。「肉体は滅ぶ。しかし真理というものは堅固か」と問われた和尚の大龍智洪が、「山の花は開いて錦のようだし、川の水はうるおって藍のようだ」と答える［入矢他 1996: 100］。山の花が咲き、草地の合間を川の水が流れる植物だらけの光景にうっとりしてしまう。

私はいつも、空気が水であふれる雨季を楽しみに生きている。梅雨や台風は一般に嫌われているが、私には人間と世界が「同期」したかのように感じられてくる。東南アジアや南米の気候に憧れがある。

22 透明化（光合成）

私はしばしば自分の透明化を体験する。

ガーランドはつぎのように表現している。「自分が透明になったような感覚、向こうから人が来ても、自分の中を通りぬけて後ろに出られそうな感覚、まるで自分が全く別の物質になったような感覚だった。感覚的にだけではない。今では、頭で考えても、周りと自分との間に何らかの関係があるということが把握できなくなった」［2000: 169］。私もこのような透明化をしばしば感じている。

透明化のトリガーはいろいろだが、多くは向こう側から「やってくる」仕方で起動する。自律神経を整えて健康にしていると起こることが多い。しかし不調のときでも「透視」をおこなうとき、緩やかな透明化が起こる。

ウィリアムズは語る。「物自体を見ずに、その向こう側を透視するように見ること、何か他の物を見ているように見える」ようにする。不安な感情に悩んでいるとき、「自分のまわりで起こっていることを受け容れるため、それを視覚の上で間接的なものに変え、恐怖心を取り除こうと」することで、身体感覚が透明化してゆく［1993: 276］。

ウタ・フリスは、ＡＳＤの基本特性を「弱い全体的統合」に見、ＡＳＤ者には「文脈を無視する独特の能力」があり［2009: 277］、「対象を一つの全体として、ゲシュタルトとして見ようとする、自然の傾向性」［2009: 278］が弱いと説明する。

私は、この特徴が私たちの透明化に関係しているのではないかと推測する。**私たちの感性は全体の統合性に対して冷淡で、事物や身体に対する感覚を緩やかにしてしまうのだ。**綾屋は「自閉」を「身体内外からの情報を絞り込み、意味や行動にまとめあげるのがゆっくりな状態。また、一度できた意味や行動のまとめあげパターンも容易にほどけやすい」［2008: 76］と定義する。このまとまらなさ、ほどけやすさが透明化として体感されてくる。

この透明化を、私は〈光合成〉とも呼ぶ。光のなかで二酸化炭素を取りこみ、酸素として吐きだす。そうした植物的な体感があるのだ。

23 透明化の恐怖と快楽

ガーランドは、物置に閉じこめられた際の透明化の恐怖について語っている。「身体まで失われてしまった。上とか下とかいう概念も、もはや存在しない。どれが自分で、どれが部屋なのか、区別する感覚もない。自分が別の物質に変わってしまったような、たとえば何かの気体になってしまったような、薄まってしまったような感じだった」[2000: 80]。

だが透明化は、歓喜として体験されることもある。宮沢賢治は「種山ケ原」という詩の下書稿「第一形態」で歌っている。

海の縞のやうに幾層ながれる山稜と／しづかにしづかにふくらみ沈む天末線／あゝ何もかももうみんな透明だ／雲が風と水と虚空と光と核の塵とでなりたつときに／風も水も地殻もまたわたくしもそれとひとしく組成され／じつにわたくしは水や風やそれらの核の一部分で／それをわたくしが感ずることは水や光や風ぜんたいがわたくしなのだ[1975: 734]

おそらく二種類の透明化があるのではなく、**透明になったときに自分が不安に晒されれば恐怖と感じられるし、至福の思いに満たされれば恩寵となるのだろう。**

透明化は生きづらさを一時的に軽減する力を持つが、その現実遊離は長期的に見れば社会への不適応を促進し、むしろ生きづらさを強めてしまうかもしれない。

24 エリゼの庭を訪れるとき

ジャン＝ジャック・ルソーは『ジュリ——新エロイーズ』で、エリゼの庭と呼ばれる場所を歓喜に満ちて描写している。私はそれを日本語の既訳で読んでも、いつも歓喜するのだが、フランス語から日本語に自分で訳してみると、その歓喜はさらに高まった。

編集の白石さんには「いくらなんでも長すぎる」と指摘されたが、同じような体験をしてくれる人のために、また私の至福の光景を伝えるためにも、私がうれしさのあまり涎を垂らしながら訳した箇所を（少しだけ減らして）ここに載せておこう。**私はこの文章を読むと人間を超えてシダ植物になる。**

このいわゆる果樹園に入ると、ぼんやりとした木陰、鮮やかで生き生きとした緑、四方に散りばめられた花々、せせらぐ流水、そしてたくさんの鳥のさえずりが、清々しい気持ちとして、私を包みました。それらは私の感覚にも、それと同じくらい想像力にも、届けられました。

でもほら、いまはみずみずしく、緑豊かで、衣装を仕立てられて、飾りたてられ、花が咲いて、水が通っています。

私は、このように変成させられた果樹園を昂揚しながら歩きはじめました。インドから輸入された異国情緒を誘う植物や産物には出くわしませんでしたが、この国の食物や産物が、もっと快適でもっと心地よい効果を発揮するように統一的に配置されていることに気づきました。草地は緑豊かでしたが、短く固く刈られ、ジャコウソウ、レモンバーム、タイム、マジョラムや、ほかの香りのよいハーブと混ぜられていました。無数の野花がきらめいているのが見えましたが、なかには庭が自然に一緒になって成長したかのように見える箇所があり、びっくりさせられました。

ときどき陽光を透過できないような暗い木陰に行きあたり、きわめて深い森のようでした。木陰は柔軟きわまる樹木で繋り、枝はたわみ、地面に垂れさがって、根を張っていました。アメリカではマングローブが自然におこなっていることが、人工的にしつらえられていたのです。

もっと開けた場所では、ここそこで秩序も均整もなく、バラの茂み、キイチゴ、グロゼイユ、ライラックの茂み、ヘーゼルナッツ、ニワトコ、バイカウツギ、エニシダ、トリフォリウムが見られ、地面を飾って、休耕地のように見せていました。私は、これらの花の咲く小さな森に隣りあった曲がりくねった不規則な小道を、辿っていきました。小道はハナズオウ、ヴァージニア・クリーパー、ホップ、ヒルガオ、ブリオニア、クレマチス、そしてこのたぐいのほかの植物の蔓で覆われていました。スイカズラやジャスミンも混ざるように設計されていました。

それらの花のついた蔓は、樹木から樹木へとざっくり投げられたように見え、かつて森のなかで同様の眺めに気づいたことがあります。とはいえ、それらは、私たちが砂や草もゴツゴツした芽もない、柔らかな苔の上をすいすいと快適に軽やかに歩いていると、頭上で太陽から私たちを守ってくれるカーテンのようなものを作ってくれるのでした［1964: 471–473 原文フランス語］。

五　宇宙

25 プラネタリウムに生きる

ＡＳＤ者の視界は平面的な印象が強く、立体的な奥行きが曖昧な傾向にある。ガーランドは、少女時代の体験世界について、つぎのように書いている。「世界は写真のように見えていた。このことの影響は、さまざまなかたちをとって表れた。たとえば私は、近所の家々にも内部があるということを知らなかった。すべては芝居の書き割りのように見えていたからである。自分の家の内部には空間があることは知っていたのに、その知識を、向かいの家に応用することはできなかった。向かいの家は、紙と同じ、平面でしかなかった」[2000: 70]。

私の場合にも、ガーランドほど強くないが「すべては芝居の書き割りのように見えていた」という記憶がある。いまも周囲の事物を立体として把握することに困難を覚える場面がある。宇宙に憧れがある私は、プラネタリウムの星々が映るスクリーンを連想する。

マッハは『感覚の分析』で、世界は要素の構成体だということ、要素とその構成体が離合集散して現象を立ちあげており、自我もまた現象にすぎず、伝統的な意味合いでの主体としての「自我」は虚構なのだと主張した。私は、このマッハの体験世界は、基本的に私が見ているものと同じではないかと考えている。

内海健も、ＡＳＤ者の体験世界で事物は一面しか自らを示さないと指摘し、マッハに言及している[2015: 83–84]。マッハ自身は、そのような体験世界をＡＳＤを念頭に置いてではなく、人間一般の固定観念に囚われない世界体験として記述しているが〔1886: 1–24〕、彼自身にＡＳＤの特性が備わっていたと考えることもできる。

私がもっとも好む哲学者ハイデガーは、エトムント・フッサールに影響を受けた現象学的存在論から出発したが、マッハはフッサールの流れとは異なる型の現象学（要素一元論）を構築した。前述した作家ムージルの博士論文はマッハの世界観に関するもので、その指導教官はフッサールと師（フランツ・ブレンターノ）を同じくするカール・シュトゥンプだった。私は大学院生のころ、自分の世界観に近しいものをムージルやマッハに発見し、彼らについて研究していた。

26 宇宙の孤独を感じる

ＡＳＤがあると、定型発達者とのあいだに深刻な断絶感を抱くことになる。

ウィリアムズは「ガラス張りの世界から」「行き交う人を、外の世界を」「静かに見つめている」と表現する〔1993: 7〕。ローソンは自分を「永遠の傍観者」と呼ぶ〔2001: 20〕。綾屋は「人々が楽しそうに話している様子は、水の中から、もしくはガラス越しに外の世界を見ているかのように、自分とは隔絶された世界だと感じる」と書く〔2008: 80〕。

この断絶感ゆえに、私たちは宇宙について語りたがる。藤家は書く。「私はいつも寂しかった。何に寂しいのかは分からないけど、いつも漠然とした孤独感で押し潰されてしまいそうだった。何万光年も離れた宇宙の片隅で独りきりでいるような、そんな感じだったわ」〔2004: 183〕。

私は村上春樹を読んでいても、この断絶感を見てとる。『スプートニクの恋人』には、こんな記述がある。

枠組みがいっぺんに取り払われてしまったような頼りなさ。引力の絆もなく、真っ暗な宇宙の空間をひとりぼっちでながされているような気持ち。自分がどこに向かっているのかさえわからない［1999: 94］。

村上春樹の孤独感に、心がうずく。

27 ＡＳＤ者は地球外生命体？

私たちは自分をよく地球外知的生命体、いわゆる「宇宙人」と感じている。自分でもそのように感じるし、周囲がそのように見なすのを内面化している側面もあるだろう。

グランディンは、定型発達者を理解できないと感じるときに、自分を「火星の人類学者」と感じてしまうと語っている［サックス 1997: 274］。泉は自分を「地球に生まれた異星人《エイリアン》のようなもの」と表現する［2003: 262］。シモンは、ＡＳＤ者が「ＳＦや幻想物語を好む」と指摘し、その理由を「みんなと同じ地球で生まれたのではないと感じる」からだと考えている［2011: 88］。

幼いころには、自分のほうが特殊だと気づかないこともある。そうすると逆の感じ方、つまり周囲の人間が地球外から来た者のような感じ方が生まれる。ブラウンズは、「僕の周りの人間たち」は、「まるで宇宙から僕の世界に舞い落ちる雪」に思われたと報告している［2005: 16］。

このようにして「宇宙」をよく意識するため、強く印象に残る出来事を体験しても、私たちは宇宙に行く。ニキは、子どものころすべてのファスナーには「ＹＫＫ」の刻印があるものだと誤解していたため、そうでないファスナーを初めて見たときには「別の宇宙」に「閉じこめられてしまったのではないだろうか」と呆然としたという〔2005: 98–102〕。ちなみに彼女の個人ウェブサイトは、「自閉連邦在地球領事館附属図書館」という。

私たちはついつい宇宙について考える。ホールは書いている。「この星では、大人がいつも自分は物知りだと思っているけど、それにはぜんぜん正当な理由がない。でも、一部の大人は許せる。ぼくは家族がいないと寂しいから、ほかの星に行って住みたくはない」〔2001: 112〕。

28 ばらける体

ガーランドは、聴覚情報が飽和したときの感覚を「真空の宇宙にふっ飛ばされるような感じだった」と説明する〔2000: 28〕。彼女は、前転に苦労した末（発達性協調運動症が併発しているのだろう）、「とうとう思い切って転がることができた」ときのことを「まさに身の毛もよだつ経験だった」と語る。「まっすぐ、真空の宇宙空間に放り出され、私の感覚器官は、動きについていくことができなかった。とにかく、言葉で表すことなどできない辛さだった」〔2000: 122〕。

私はガーランドほどではないが、ジェットコースターのたぐいに心から怯える。メリーゴーラウンドですら、少し怖い。自転車に乗っていても、体がばらけていく気分がしてくる。自分が操り人形（マリオネット）になり、ぐらぐらと不器用に大袈裟に動いてゆき、やがてばらばらっと宇宙空間に投げだされそうになる。スリル満点だが、うれしくない。

29 弱い火星人のように

二〇世紀に都市伝説として有名になった、ふたりの人間に連行されている小さな火星人に関する加工写真。それを見るたびに、私は同情の念を禁じえない。「ぼくはこの火星人だ。はるばる地球にやってきたのに、怖い地球人に捕獲されて、いったいいまから何がどうなるのやら、まったく想像がつかない、助けてくれ!」と叫びだしたくなる。

ちなみにこの写真は本来、一九五〇年の西ドイツで発刊されたエイプリル・フールのためのジョーク記事に使うべく、作成されたらしい。

30 オカルトの罠

かつてのヨーロッパでは「世界の複数性」という観念が栄えていた。これは地球外知的生命体の実在を想定する思想のことだ。よく「宇宙人」と呼ばれて、自分でもそう感じていた私はこの観念に興味を持ち、ヨハン・ゴットフリート・ヘルダーを研究した。彼は『人類史の哲学への諸構想』で、宇宙のあちこちの天体に地球外知的生命体がいて、地球人も含めてみなで大合唱をあげていると空想した［2002: 19］。

ASD者が自分たちを地球外知的生命体になぞらえるのはおかしくないし、かつてのヨーロッパ人の考え方も興味深いとは思う。さらに言えば私は、地球外知的生命体がいたとしてもまったく不思議ではないと考えつつ、いちおうは不可知論を貫いている者なのだが、オカルト（あるいはスピリチュアル系）に捕まってしまってはいけないと思っている。

ASD者の吉濱ツトムは、発達障害に関する著作で広く読者を獲得しているし、私も参考にした時期があったのだが、残念ながら一部の著作ではオカルトに身を預けている。彼の主張によると、地球はもとは「地獄星」[2016: 70]だったが、一九八七年の夏ごろから地球の波動が上昇し、「苦しみを担う星」ではなくなりつつあるという[: 86–87]。

地球は七〇年から八〇年後には極楽浄土に近い「半霊半物質」の世界になり、二〇〇年から三〇〇年のちには「地球人がアセンションしてプレアデス人みたいになる」[: 43]。地球には「宇宙人の魂を持つ人」も住んでいて、人類は「プレアデス系」「シリウス系」「エササニ系」「地球系」「アルクトゥルス系」に大別できるという[: 44–67]。発達障害者のうち「なかでもアスペルガーとADHDは、「宇宙人の魂を持つ人」たちと極めて特性が似て」いるそうだ[: 183]。

彼は当事者として多くの苦難を味わい、また仲間の苦難を見てきたのだろう。そこで、自分も仲間も慰撫するために、こんな荒唐無稽な予言書を作りだしてしまったのかもしれない。

31 脳の多様性は「新しい人間」をめざさない

アーサー・C・クラークは『幼年期の終り』で書いている。「人類は二種類に裂かれてしまうだろう。戻り道はない。あなたたちが知っている世界のための未来はない。あなたたち人類の希望や夢はすべていま終わったのだ。あなたたち人類は後継者を生んだが、悲劇的なことに、あなたたちはその後継者を決して理解できないだろう。――彼らの心と意思疎通することすらできないのだ。実に、彼らはあなたたちが知っているような心をもたない。彼らは一個の統一体で、あなたたちが無数の細胞の総計であるのとは異なる。あなたたちは彼らを人間とは考えないだろう。そして、それは正しい」[2010: 216 原文英語]。

若いころ、こういう空前絶後の新人類が創出されるというような物語を読んで、自分たちがその主役になるのかもしれないと夢想したことがあった。私が研究していたムージルも、しきりに「新しい人間」を説いていた。

いま思うのは、それが陳腐な選民意識ということだ。生きづらさを感じることが、むしろ選ばれているのは自分たちの側だという傲慢さにつながることがある。若気の至りで恥ずかしいことだ。いまでも「脳の多様性」を主張するとき、そのときの気分が混ざっていないか心配になるときがある。「脳の多様性」が選民思想であってはいけない。

そんなことを思いながら、大阪の新世界からあべのハルカスを撮影した写真を加工して遊んだ(次頁の写真を参照)。

32 夜の街で

ＡＳＤ短歌を一首、詠む。

きらめいた夜空を仰げば彼方には
怪物たちがひしめいてゐる

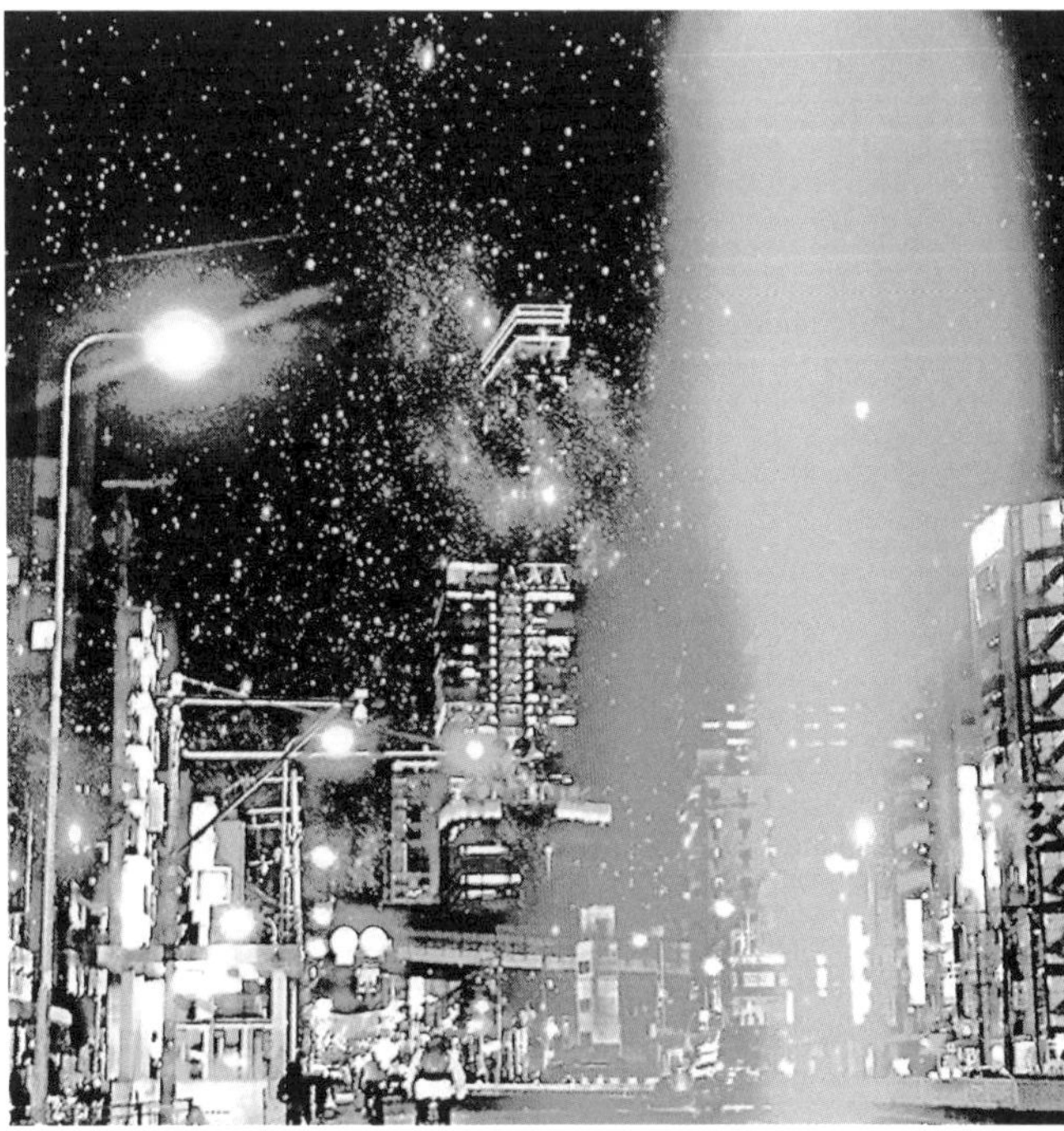

六　五感

33 感覚さまざま（一）

ＡＳＤ者の感覚過敏と感覚鈍麻は、かってはそれほど認知されていなかったが、現在では診断基準に採用されている［APA: 49］。ＡＳＤ者の感覚過敏の知覚世界を、池上英子は「過剰な情報を過剰なままに取り込んでいるハイパーワールド」と表現する［2017: 8–9］。人間の感覚は正確には五個ではないが、伝統的な五感という観念は便利なので、それに即して私自身を解体していこう。

まず**視覚**。

発達界隈では視覚優位ということ、つまり私たちが視覚情報を敏感に感受したり、視覚的要素に惹きつけられやすかったりする性質がよく話題になる。実際、私の水中世界や宇宙を想像させる体験世界は、私の視覚優位に関係して生まれているはずだ。

視覚によって、私たちは容易に陶酔する。ブラウンズは子どものころに、ボイラー室のドアが露できらめいているのに感動したことを回想している。「ミルクみたいなドアの白は蛍光灯の下で見るとまるで雲のクリームみたいだ。バルコニーの白よりキラキラを見るのに向いているし、感じの良さでは空の青や砂の黄色にも負けないくらいだ。一瞬一瞬が溶け合い、時間は音をなくした」［2005: 36］。私の人生にも、この種の特権的な視覚が繰りかえしもたらされた。

つぎに**聴覚**。

聴覚過敏は、ほとんどのＡＳＤ者に共通している印象がある。おそらく感受した音声の処理が緻密すぎるために、脳がパンクしているのだろう。私たちは音の洪水に飲みこまれ、呆然としてしまう。人が多い場所で無数の雑音に洗われていると、心が何度も折られてしまうように感じる。

先人たちの証言も見てみよう。ガーランドは「犬の吠える声、それに、バイクやトラクター、車などのエンジン音は、私の内部で爆裂して、自分の身体が周囲の世界とつながっているという感覚が失われてしまう。それは、なんの予告もなく、真空の宇宙にふっ飛ばされるような感じだった」と述べる[2000: 28]。東田は「音がうるさいというのとは、少し違います。気になる音を聞き続けたら、自分が今どこにいるのか分からなくなる感じなのです。その時には地面が揺れて、回りの景色が自分を襲って来るような恐怖があります」と語る[2007: 70]。

聴覚過敏は、別の身体感覚と合わさることで、私たちをさらに混乱へと追いこむ。綾屋は、学校でバスケットボールのドリブルが恐怖の対象だったと回想している。「ドリブル用の動きを反復的に繰り出す手の感覚、目で捉えているボールの反復的な上下運動、ボールが体育館の床にぶつかり、だぶんだぶんと足元から聞こえるドリブルの音や体に伝わる響き、その音が体育館の壁に反響している音」などが「バラバラな知覚情報として私の身体に戻ってくる」体験を、彼女は思いかえしている[2010: 28–31]。

私の場合は、さまざまな音が混ざりあいながら雑音として押しよせてくるのを、水のなかの独特のくぐもった音に重ねあわせてきた。それは、私の水中世界の世界観を織りあげる一要素として機能している。

綾屋はまた、プールサイドでは水が音を吸収するためプール側が低く感じられ、そちらに体が傾きそうになり、歩くのが怖いと訴えるが［2008: 62–63］、私も職場で、吹き抜けの大きな空間の傍を歩くときに、同様の不安を感じざるをえない。**想像のなかで、私は何百回も転落死を遂げてきた。**

つづいて**触覚**。

多くのＡＳＤ者は、抱きしめられる際の皮膚感覚が苦痛だと語るが、私の場合にはそうでもない。しかし、服の素材や皮膚への密着度に関する不満が、ＡＳＤ者から出てくるとき、私は全面的に同感だ。

グランディンは、帽子をかぶるのが苦痛だったことを報告する［1994: 23–24］。綾屋は「首にタグが触れるのがちくちくして耐えられない」「服は木綿一〇〇％でないと耐えられない」と書く［2008: 60］。少女たちには、ひだ飾り、紐、レース、ポリエステル、ワイヤー、ホック、フリルなどが天敵になる［シモン 2011: 50］。私には、中学時代は制服の詰襟が、その後はタートルネック、マフラー、ヘッドフォン、手袋などが苦しみをもたらした。

ＡＳＤ者は他者から触れられるのを嫌うとしても、自分から触れるのは好む者も多い。**さらに私たちの多くは、圧迫される喜びを切実に求めている。**ＡＳＤ児は猫やリスさながら、「マットレスの下にもぐったり、毛布にくるまったり、好んで狭い隙間に入る」ことを楽しむ［グランディン 1997: 76］。ホールも「ちょっと変だけど、ぎゅっとぺちゃんこにされるのも大好き」と告白する［2001: 45］。グランディンがＡＳＤのための胴体の「締めつけ機」を開発したり［1994: 119–123, 248–250］、マッキーンが「救命胴衣をウェットスーツの下に着る」という「圧迫スーツ」[2003: 152]を試行錯誤したりした話には、私も共鳴してしまう。

おそらく私たちは、圧迫されるときに不安定な身体感覚を解消し、自分を高い密度で感じているのではないか。私の場合は、温水浴と冷水浴を交互におこなうことで、水圧によっても血圧によっても自分を圧迫するのを愛してきた。

さらに**嗅覚**の敏感さ。

私に関しては鼻腔の粘膜が敏感すぎて、花粉症の時期でなくてもつねに腫れ、そうしてむしろ周囲の匂いに鈍感になっている。もっとも、これは発達障害に無関係の慢性鼻炎かもしれない。

藤家はプールの腰洗い（二〇〇一年以降、撤廃）で「消毒液のにおいがきつくてこわかった」と語っているが[ニキ・藤家 2004: 25]、私もあの悪臭には地獄の池を連想させられた。ウィリーは書いている。「生物学の授業は、学期のまっ最中にいきなり放棄してしまう。教授が私の目の前にホルマリン漬けのブタの胎児を置いたそのときを境に、二度と授業に出なかった。激しい臭いに襲われ、とても耐えられなかったのだ」[2002: 64]。私は理科の実習が好きだったが、理科室で嗅ぐさまざまな匂いには辟易《へきえき》した。

最後に**味覚**。

ASDの診断基準には、「同一性への固執、習慣への頑ななこだわり」として、「同じ食物を食べたりすることへの要求」が例示されている[APA: 49]。

偏食の典型的な例は、マッキーンが自分の好みとして語ったようなものだ。「まず好きなのはピザ。ピザはシンプルでなくてはならない。できればチーズだけのがいいけど、人とのおつき合いなどで、どうしても必要とあれば、ペパロニサラミが乗っているくらいは何とかがまんできる。ホットドッグとハンバーガーも好き。ただし、外のパンは抜き。パンがついていると味が台なしになってしまう。できることなら、スライスチーズが一枚か二枚乗っているとうれしい。チーズに関しては、スイス至上主義者だ」[2003: 102]。以下省略するが、日本ならば、「ちゃんと野菜や魚も食べましょう」と叱られてしまうような嗜好だ。

このような嗜好の原因として最大のものは、味覚が過敏すぎて、味の混雑に気分が悪くなってしまうからということがある。私は小学生のあいだに「食べるときはバキュームカーになる」と念じることにし、そうして食べ残し癖を克服したが、これが私にとって人生最初の成功体験だった。とはいえ、偏食傾向そのものが治ったわけではなく、毎朝、毎昼、毎晩ずっと同じものを食べつづけても、それらが好物ならば、私は特に不満を感じない。**いろんなものを食べると、体はばらけなくなる。限定されたものだけを食べていると、いろんな味がして体がばらけそうになるが、**

元プロ野球選手のイチローがＡＳＤ者かどうかという問題については、さまざまな憶測のみが語られているが、毎朝カレーライスを食べるという有名な発言は、いかにもそれらしいと感じさせる側面だ。「こだわり」に満ちた発言のかずかず、ＡＳＤにつねに発達性協調運動症が付随するわけではないこと、不可解なＴシャツを無数に集め、それらを着て人前に現れるという現役時代の挙動、引退記者会見などでの表情も、「やはり彼は仲間では？」と親愛の念を抱かせる。本人にとっては、そんなファンは迷惑かもしれないのだが。

なお、自分が発達障害者だと公表していない人を、そうではないかと推測することは、非難を呼ぶかもしれない。しかし私の立場では、発達障害とは「脳の多様性」。個性的な特性を、多様性として肯定的に評価しているにすぎない。

視覚や聴覚が洪水のように押しよせるのを避けるために、発達界隈ではよくサングラス、耳栓、ノイズキャンセリング・ヘッドフォン、イヤーマフラーなどが推奨されている［岩永他 2008: 159–171］。私もサングラスをありがたく感じるが、日本の習俗は私がこれを常用することを許さなかった。耳たぶに触れる装着物は、触覚過敏のために、むしろ苦痛に感じるため、私は利用できない。**音の洪水に拉致される私を、しばしばもうひとりの私が「くじけるなよー」と大きく手を振って見送ってくれる。**

34 聴覚情報処理障害

聴覚過敏は、聴覚情報処理障害（ＡＰＤ）として注目を集めやすい。周りがいろんな声にあふれている状況、たとえばカクテルパーティに参加しているときなどに、自分の名前を呼ばれると、音を選択的に拾い、気づくことができることを「カクテルパーティ効果」という。ＡＳＤ者の場合は、聴覚過敏によってこのカクテルパーティ効果が働きにくいことを、私たちはよく話題にする。

さらに、聴覚情報処理障害は人格の形成にすら影響を及ぼす。ブラウンズはこの「響きも意味も聞きとることができない雑音」のため、「僕の中に静寂が訪れた。僕の世界を他人と分かちあいたいという衝動が失われた。僕の唇は疲れて動かなくなった。僕がなにかを言うと、舌からは病んだ言葉が引きずり出されてきた。僕が話す文章はだんだん簡素に、短くなっていった。各音節は乾ききり、埃のようになった。やがて僕は、どもりながらしか話せなくなった」と書いている［2005: 17］。

とてもよく分かる。私もノイズの磁気嵐のなかで生きているため、「何を言っても無駄だ」と感じやすく、発言がぶっきらぼうになったり、舌足らずになったりする。

村上龍の『五分後の世界』に登場する「耳鳴り」のような音楽の描写を読んだとき、私は自分の聴覚情報処理障害が的確に表現されたような気がして、うれしくなった。

聞く人が何か他のものへの飢えをはっきりと感じることができるように、出口を見つけたくて発狂しそうになる暗い洞窟に引き込む、誰も身動きさえできないような暗く湿って死の匂いのする洞窟で、入ったら最後、足を動かすどころか呼吸をすることも忘れてしまう、それで洞窟の方が動き出す、エスカレーターのようにさらに闇へと聞く人を運んでいく、洞窟が生きているのがわかるだろう、巨大な動物に食べられてしまったようなものだ、ある意志の力をしだいに強く感じるはずで、洞窟の出口にあるものがその意志を具体化したものだと気付いた時、人々は恐怖を忘れて走り始める、意志の力ははっきりしない、突然足先に冷たい感触がよぎる、出口に通じるもの、意志の正体に触れたと感じる、それはとても小さいが荒れ狂う大河につながる水の流れなんだ、その水の流れそのものが、洞窟を支配していた意志の力の具体化なんだ、そして、その水の流れとはもちろんビートのことなんだよ［1994: 198–199］。

私たちの感じている鬱陶しい体感が、少しは理解していただけただろうか。

【35】感覚さまざま（二）

感覚に関しては、それぞれの人間で大きな差があるのだが、標準化尺度としてウィニー・ダンによって感覚プロファイルが開発されている。このプロファイルでは、低登録（感覚の気づきにくさや遅延の指標、いわゆる「感覚鈍麻」に近い）、感覚探究（自己を安定させるために特定の感覚を求める性質の指標）、感覚過敏（閾値《いきち》を超えた感覚入力の指標）、感覚回避（自己を安定させるために特定の感覚から逃れる性質の指標）が測られる［萩原 2016］。

私も検査してもらったことがあるが、印象的だったのは、この四項目のいずれの数値も際立って高かったことだ。自分なりに解釈すれば、**感覚が過敏でそこから逃げようとする一方で、感覚の処理で容量がつねにパンクしているからか、人並み外れて感じないことも多く、そのために感覚をもっと強く求めてしまうのだ。**おもしろい回路と言えよう。

ＡＳＤの診断基準には、痛みに無関心のように見える事例が言及されている［APA: 49］。ＡＳＤ者はしばしば苦痛への感受性がきわだって鈍いことを証言する。むしろ痛みに弱く、肉体的虐待や外科手術などでも苦しんだ私には、彼らがとてもうらやましい。

ガーランドは、子どものころに学校でいじめの対象になったが、自分は「殴って面白みのある相手ではなかったかもしれない」［2000: 98］、「私に乱暴をしても、それはある意味では乱暴として成立しなかった」［: 96］、「ある意味で、私はいじめられてもいじめられなかった」［: 96］と記している。彼女の場合は加齢とともに痛みに対する鈍感さが高まり、子どものころは「知覚できないといっても、特定の数種類の痛みだけだった」のだが、やがて「それが全種類に及んでいた」という［: 169］。

ブラウンズは、体罰として臀部《でんぶ》を剥きだしにされ、「ハハの手が僕の裸のお尻に打ち下ろされ」

たときの経験を、つぎのように記している。「怒り狂ったハハは、どんどん強く叩きはじめた。けれどその一発一発は僕の世界には届かなかった。疲れたようにハハが叩くのを止めた」［2005: 129］。彼は、サッカーの怪我で膝が血塗れになり、治療を受けたときに、教師や医者の心配にもかかわらず痛みを感じなかったことも記している［: 185–187］。

私は自分が子どものときに怪我をした経験、体罰を受けた経験や、歯の手術や脊髄注射のことなどを思いだす。私の場合は悲しいことに、人並外れて痛がりだった。

温度に無関心のように見えることもＡＳＤの診断基準の例に挙がっている［APA: 49］。東田は「寒いときに、寒いと感じているのに、自分で上着を着るなど簡単な衣服の調整もできない」と記している［2010: 28］。私も暑さや寒さを知覚しづらいし、季節の変化、毎日の気候、室内と室外の移動に合わせて衣服の調整をおこなうことを困難に感じる。知覚が遅延したり、ほかの器官の感覚過敏に翻弄されたりして、気が回らないのかもしれない。

疲労にも鈍感だ。そのため休養が足りない事態が発生しやすく、これは仕事への支障になりかねない。そのため、私はふだんからよく自分の体調を気づかっているが、それでも自覚しにくい。米田衆介は自己モニター障害特性群［2011: 65］という語で、この種の性質を表現している。この性質の原因は視床下部や脳幹の機能にあるようだ［岩永他 2009: 65–67］。ＡＳＤ者は、喉の渇き、空腹感、体温、満腹感、病気の兆候など内受容感覚に鈍麻の傾向があるとの研究も提出されている［Fiene 2015］。

私の場合は尿意や便意が分かりにくいため、ギリギリで慌ててトイレに駆けこむことが多く、熊谷晋一郎の『リハビリの夜』や頭木弘樹の『食べることと出すこと』で描かれた排泄をめぐる厳しい苦闘のドキュメントには、深い敬意を抱いてしまう。前者は脳性まひで、後者は潰瘍性大腸炎で深刻なトイレ事情を抱えているが、私はよく朝、トイレに腰掛けて彼らにうやうやしく思いを馳せ、敬虔な思いで排泄している。

このようなわけで私は自分を「ＨＳＰ」（ハイリー・センシティヴ・パーソン。とても敏感な人、繊細さん）と名乗るのにはためらいがある。ＨＳＰという概念を提唱したエレイン・Ｎ・アーロンは全人口の五人に一人、つまり二〇％がＨＳＰと主張しているから［2000: 6］、人口比で一％と言われるＡＳＤである私は、感覚過敏に悩んでいる以上、確実にＨＳＰではあろうけれども、自分の感覚鈍麻を自覚しているために、また後述する共感の問題が頭をよぎるために、「とても敏感」や「繊細」とは言いがたく感じる。もっとも、ＨＳＰを自称する人はしばしば自分の問題には敏感で繊細なのに、他者に対してはそうではないことがあるから、彼らも多くの場合、真にＨＳＰと言えるのかどうか分からない。

また共感覚、つまり色や図形に音色や匂いを感じたり、聴覚や味覚が色彩として受容されたり、文字や数字が鳴ったり香ったりするのを知覚する感受性が、私には欠けている。ＡＳＤ者は共感覚を持つ確率が高いようだから［池上 2017: 245–252］、私がこの感覚の恩恵を受けられなかったことは、とても残念だ。

共感覚とは異なるが、感覚の些細なもつれのようなものはある。ジャクソンは、「灯りが急に点いたり消えたりしたときに、あわてて耳をふさぐ」ことや、「キツいにおいがするからって、ぎゅっと目をつぶって」しまうなど、ＡＳＤ者には「複数の感覚が混線することがけっこうある」ことを指摘する［2005: 106］。私は蛍光灯がまぶしいと、なぜか寒い気がして身を縮めることが多い。

LED照明の普及によって、光がキツくなくなり、寒さの感覚もかつてより弱まった気がする。

なお、私には「光くしゃみ反射」がある。まぶしいと感じるとくしゃみが出てしまう現象で、発達障害者に特有のものではないと思うが、明るい蛍光灯を寒く感じることと関係があるのかどうか、気になっている。

36 感覚の合一への渇望

私は感覚を統一体としてでなく、散り散りのものとして受けとる傾向があるため、感覚の統一に焦がれている。

T・S・エリオットは『四つの四重奏』に収められた「リトル・ギディング」で、「すべての人に幸いになり／すべての物事に幸いがあるときとは／炎の舌が火の王冠に結ばれて／火と薔薇とが合一するときだ」〔1944: 44原文英語〕と歌った。

空海は「夜明けの時刻、静かな林の草堂にひとり座している／一羽の仏法僧が鳴いている／一羽の鳥の鳴き声が、人間には心になる／鳥の声と私の心と雲と川の水がともに悟られてくる」と書いた〔1984: 776原文漢文〕。

これらの言葉に接すると、私には、彼らの思想を抜きにして、感覚の統一的把握への渇望のように思われてくる。そして彼らに、「ともに頑張ろう」と握手の手を差しだしたくなるのだ。

37 エコラリア

ASD者のオウム返しは「エコラリア」（反響言語の意味）と呼ばれ、ASDの診断基準の事例にも入っているのだが[APA: 49]、これはトゥレット症候群、失語症、統合失調症、認知症、視覚障害、頭部外傷、脳梗塞などにも付随することがある。相手の発言をオウム返しにするほか、自分のつぶやきを反復するなどの行動がある。

ブラウンズはメレンゲを意味する「ベゼー」や、蒸気ローラーを意味する「ダンプフヴァルツェ」を何度も唱える癖があったこと[2005: 27–30, 44–46]、母親から「やめなさい！　オウムじゃないんだから！」と叱られたことを回想している[: 193]。グランディンは「テープレコーダー」というあだ名を付けられたそうだ[1997: 37]。

私にも同じようなオウム返しの癖があり、**村上春樹の作品で主人公がしばしばオウム返しをするのに親近感を覚える**。また、実際に口にしなくても、心の中では頻繁にオウム返しが起こっている。買い物のときに店員が言った「一五三二円お預かりします」や、古い友人が言った私へのツッコミの「なんでやねん」のようなセリフ、『ラ・ラ・ランド』を劇場で観たときに聞いた〈OK, I was an asshole. I can admit that.〉、劇場アニメ『機動戦士ガンダムⅢ めぐりあい宇宙編』をＤＶＤで観たときに耳にした「人はいつか時間さえ支配することができるさ」のような創作物上の音声、遠藤周作の小説『沈黙』で読んだときに天から聞こえてくるような気がした「踏むがいい。お前の足の痛さをこの私が一番よく知っている」[1999: 312]といった、本来は音声がない創作物での想像上の疑似的な音声、さらには印象に残った作品の題名などが、無際限に頭のなかでオウム返しを起こしている。

これらのオウム返しがなぜ起こるのかは、分からない。ＡＳＤ者が、気に入った言葉を何度も繰りかえすことで快楽を得ているという可能性はある。だが右に挙げた私の例でいうと、気に入った言葉もそうでもないものも混ざっている。重要度の高い情報や濃密な情報の処理に時間がかかり、それらが反芻されているのだろうか。

オウム返しは記憶のなかにあるものを呼びさましておこなわれることもあり、そのときには侵入的想起（フラッシュバック）に似たものになる。

七　謎めいた統一体

38　ASDとADHDの外在化

私は神経質に細かく、自分でも冷や汗が出るほど頑固で、関心の持ち方が狭く深い。これらの特徴は私がASD者だということに関係があるかもしれないし、ないかもしれない。私は大雑把なことがあり、気まぐれで寛大でもあり、しばしば無理に手を広げようとしてしまう。これらの特徴は私がADHD者だからということに関係があるかもしれないし、ないかもしれない。

発達障害の特性は人格に影響を与えているはずだが、あまり人格と同一視しないほうが良いと思う。制御困難な特性を人格と混同すると、自己嫌悪に陥ったり、深く失望したりするからだ。「**自分は内部にASDくんとADHDさんを飼っていて、そいつらにはかわいいところもあるんだが、なにかと手を焼かされているぜ、やれやれ**」くらいに考えると健康的だと思う。マイケル・ホワイトとデイヴィッド・エプストンが提唱した、ある人が抱えた問題を本人から分離することで、処理しやすくするという「問題の外在化」の手法だ［2017: 51–102］。

39　親愛なる怪物たち

ブライアン・デ・パルマの映画『ファントム・オブ・パラダイス』の主人公で、顔と声をつぶされ、仮面をかぶって生きるウィンスロー。

石森章太郎（のちに石ノ森章太郎）のマンガ『人造人間キカイダー』の主人公、キカイダー。彼は、人体模型をモティーフにした、青と赤が混ざった全身や、脳部が透けて見える頭を有するデザインのロボット。

フランツ・カフカの短編「家父の気がかり」に登場する正体不明の生き物「オドラデク」。「それは、パッと見たところ、平たい星型の糸巻きのようだ。実際に糸が巻きついているようだが、しかし古いフェルトの糸屑を種類も色も違うのを気にせず繋ぎあわせたようだ。ただの糸巻きではなく、星型の真ん中から小さな棒が突きでていて、別の小さな棒が付いている。オドラデクは、その別の小さな棒と星型の本体の先端のひとつを両足にして立っている」[1994: 282–283 原文ドイツ語]。

こういうギクシャクした怪物たちに私は親近感を覚える。自分の分身のように感じてしまうのだ。

40 「こだわり」の内的整合性

ASD者をもっとも特徴づける性質は、その強烈なこだわり(固執)かもしれない。診断基準には「強度または対象において異常なほど、きわめて限定され執着する興味」が言及され、例として「一般的ではない対象への強い愛着または没頭、過度に限局したまたは固執した趣味」[APA: 49]が述べられている。ただし、「こだわり」は高次脳機能障害でも発生するという[鈴木 2020: 141–148]。

ガーランドは母語の学習に関して、「綴りかたが何通りもある単語が出てくると、私は全部のスペルを知っていて、一番古典的な、語源に近いスペルに固執した。それが一番正しいスペルだと信じていたからである」と書いている[2000: 160]。私も日本語の学習でそのようなことを体験し、使いたい単語や構文と使いたくないそれらを峻別することに夢中になった。このようなこだわりは、自分が閉塞させられていくような感覚への対抗策、同一性保持への志向の発現だと考えられる。「溺

れる者は藁《わら》にもすがる」だ。

こだわりはさまざまな形態をとって現れる。「行動、興味、または活動の限定された反復的な様式」があること、「常同的または反復的な身体の運動、物の使用、または会話」をおこなうことは、ASDの診断基準に採用されている［APA: 49］。行動はきわめて多くの場合に、独特のこだわりにもとづいた反復的なものになり、こだわり行動、常同行動、儀式的行動、または自己刺激行動とも呼ばれる。私の場合には、寝そべったままガクガクと全身の貧乏ゆすりをする、歩きながら足首の凝りをコキコキほぐそうとするなどのこだわり行動がある。

東田は「じっとしていると、本当に自分はこの体に閉じ込められていることを実感させられます。とにかくいつも動いていれば落ち着くのです」［2007: 134］と記す。ガーランドは曲面のあるものに触りたがるという行動を「必要に迫られてやっている」［2000: 8］と述べ、互いに隙間なく密着するものや嵌《はま》るものにも執着したことを報告している［: 23–24］。

いずれも一見すると奇妙な行動に思えるが、そうやって私たちは、多くの人が気づかないような肉体の桎梏《しっこく》を自覚し、そこから解きはなたれようともがいているのだ。私たちは感覚過敏やフラッシュバックによってストレスが多い傾向にあり、自分の体を牢獄と感じやすい。

ほかにも、つぎのような行動が典型的と言える。

「ボールやトランポリンの上で弾む、おもちゃで遊ぶ、腕を振る、特定の布地をこする、つめを噛む、身体を揺らす（前後あるいは左右に）、物を回す、リズムをつけて足を蹴るように動かす、何かを太鼓のように叩く、左手の甲で顔をこする、くねくねと身をよじる、親指と薬指を打ち合わせる、歩き回る、身体をふらふらと揺らす、脚を頻繁に組み変える、覚えたことをささやく、指で物をはじく、指をぶらぶらさせる、あるいはこすり合わせる、人前でもかかとに重心を置いて身体を揺らす、一定の音で鼻歌を歌う、歌う、同じことを繰り返す、ひとりごとを言う、腹部をこする、犬を撫でる、雲を見つめる、好きな映画を何度も見る、文章の音節に合わせて呼吸をする」［シモン 2011: 61］。

温水浴と冷水浴を交互に繰りかえすという私の大好物（?）も、こだわり行動に近いかもしれない。外出できないときは、温水シャワーと冷水シャワーを交互に浴びることで代用するが、かつては冬だと一日に二回、夏だと五回も六回もやってしまうことがあった。これらは明らかなこだわり行動だろう。毎日同じものを食べたがるのもそうだと思う。

ちなみに、こだわり行動はチックにも似たところがある。チックは子どもにはめずらしくないが、医学ではASDやADHDとともに発達障害に分類されている［APA: 79–84］。

41 こだわり行動と多動

ASDのこだわり行動は、ADHDの多動と不分明なところがある。ADHDの診断基準には、さまざまな種類の「多動性および衝動性」が挙げられている。

・しばしば手足をそわそわ動かしたりトントン叩いたりする、またはいすの上でもじもじする
・席についていることが求められる場面でしばしば席を離れる（例：教室、職場、その他の作業場所で、またはそこにとどまることを要求される他の場面で、自分の場所を離れる）。
・不適切な状況でしばしば走り回ったり高い所へ登ったりする（注：青年または成人では、落ち着かない感じのみに限られるかもしれない）。

・静かに遊んだり余暇活動につくことがしばしばできない。
・しばしば〝じっとしていない〟、またはまるで〝エンジンで動かされているように〟行動する（例：レストランや会議に長時間とどまることができないかまたは不快に感じる。他の人達には、落ち着かないとか、一緒にいることが困難と感じられるかもしれない）。
・しばしばしゃべりすぎる。
・しばしば質問が終わる前に出し抜いて答え始めてしまう（例：他の人達の言葉の続きを言ってしまう。会話で自分の番を待つことができない）。
・しばしば自分の順番を待つことが困難である（例：列に並んでいるとき）。
・しばしば他人を妨害し、邪魔する（例：会話、ゲーム、または活動に干渉する。相手に聞かずにまたは許可を得ずに他人の物を使い始めるかもしれない。青年または成人では、他人のしていることに口出ししたり、横取りすることがあるかもしれない）［APA: 58–59］。

黒柳徹子は『窓ぎわのトットちゃん』で、かつての自分の教室での様子を担任教師に語らせているが、これは典型的なADHD児の行動に見える。

「例えば、書き取りをするとしますね。するとお嬢さんは、まずフタを開けて、ノートを取り出した、と思うが早いか、パタン！　とフタを閉めてしまいます。そして、すぐにまた開けて頭を中につっこんで筆箱から〝ア〟を書くための鉛筆を出すと、いそいで閉めて、〝ア〟を書きます。ところが、うまく書けなかったり、間違えたりしますね。そうすると、フタを開けて、また頭をつっこんで、ケシゴムを出し、閉めると、いそいでケシゴムを使い、次に、すごい早さで開けて、ケシゴムをしまって、フタを閉めてしまいます。で、すぐ、また開けるので見てますと、〝ア〟ひとつだけ書いて、道具をひとつひとつ、全部しまうんです。鉛筆をしまい、閉めて、また開けてノートをしまい……というふうに」〔1981: 13〕。

私もそんな感じの少年だった。チャカチャカとせわしなく動きまくり、教室の椅子に座っているのが苦痛で、身をよじったり、教科書をあちこちめくったり、椅子で舟漕ぎをしたかと思えば、椅子の上に正座し、休み時間に学校をこっそり抜けでて、街なかをうろうろ徘徊したりしていた。私のような少年も学びやすい教育環境が整備されていたら、とても良かったのだが。

42 私が歩くときに起こっていること

ＤＳＭ-５で、ＡＳＤの「診断を支持する関連特徴」には、「奇妙な歩き方」が指摘されている〔APA: 54〕。

私にとって自分の体の「操縦」はつねに困難だ。藤家は「疲れたときには、歩くことさえ自然にできません。「右、左、右、左」と自分に言い聞かせながら歩きます」と、ニキは「私の場合は、ふだんはオートマティックに歩けているんだけど、その代わりオートマティックすぎて、はっと気がついたら歩いているかどうかが、耳で聞かない限りはわかりにくいんです」と語っている〔ニキ／藤家 2004: 114–115〕。

私の感覚では、歩くときは自動的に過集中の状態に陥っている。そのため、歩いているだけで宗教的あるいは神秘的な体験に接近してしまう。さまざまな神の預言を受信しそうな気がする。そうして、私は過剰に集中しながら、その結果として同時に注意散漫になってしまう。結果、あちこちにぶつかったり、転んでしまったりする。

歩いているときには、前述したように、よく足首をコキコキと回している。そして「凝りをほぐしながら歩いているから、いつまでも疲れない。人類の夢、永久機関が実現したのだ」などと独り言をしゃべったりする。

長谷川和彦の映画『太陽を盗んだ男』を思いだしながら歩くことも多い。この映画の最後で、沢田研二が演じる主人公は、核爆弾の爆発を待ちながら、フラフラと街なかを歩いてゆく。ジュリーはかっこいいなあ、と思いながら歩く。厨二病（中二病）というネットスラングがあるが、ASD者は「真性厨二病」だと思う。

なお、歩いているときの内観はズシーン、ズシーンだが、映像などで自分を見ると、ペタリ、ペタリ、ペタリだ。ASD者の主観的な体験世界と外界は、そのように断絶している。だが、**ズシーン、ズシーンと、ペタリ、ペタリ、ペタリはどちらも真正な現実なのだ。**内観が誤っていて、外観だけが正しいというのは違うと思う。ズシーン、ズシーンがオリジナルな母語の時空にあるとすれば、ペタリ、ペタリ、ペタリは翻訳の時空にある。

私は街なかの標識で「あっ、自分だ」と思うものを発見して、撮影して加工した（次頁の写真を参照）。奇妙な立ち方の男は私で、男に連れられて興奮している（ように私には見える）女の子も私だと思った。

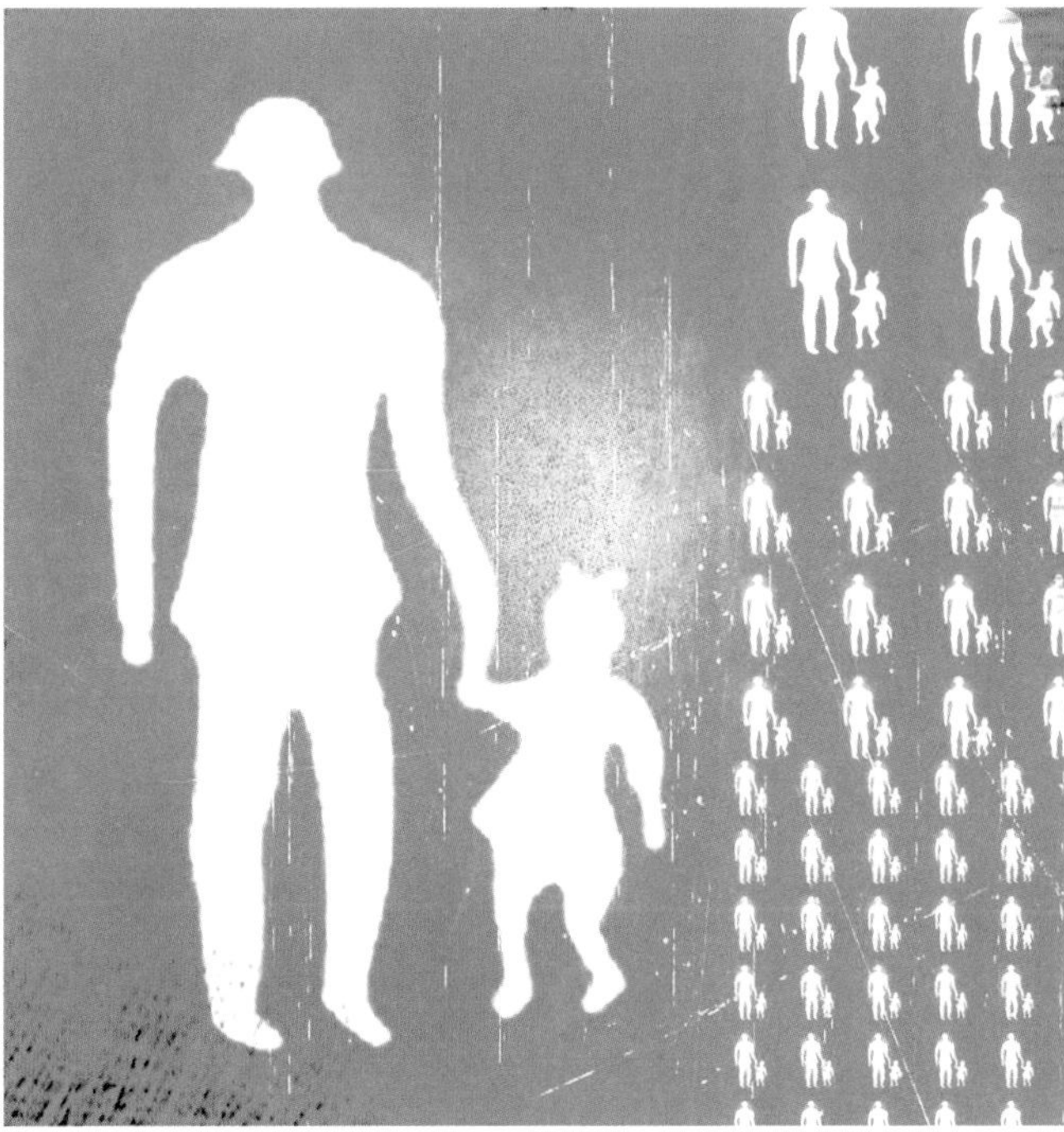

43 容量がパンクしそう

ＡＳＤ者もＡＤＨＤ者も、しばしば自分たちのワーキングメモリー（作動記憶）が不足していると嘆く。この不足によって、行動に失敗したり大事な物事を失念したりする危険が増す。ＡＳＤの感覚過敏やＡＤＨＤの脳内多動によって、容量が圧迫されているのだろう。

私は自分が、古いパソコンのようだと感じる。複数の不必要なソフトウェアがいつのまにか動いていて、動作に支障を来たしてしまう古いパソコン。

私は古いパソコンだと思いながら、ワーキングメモリーの圧迫に疲れてすぐに寝転がりたがる癖がある。寝転がりながら、「**ぼくはいま巨大なナマコのようだ**」と考えている。

44 片付けと掃除

ワーキングメモリーの不足によって、私たちはマルチタスクを苦手とする。たとえば片付けや掃除ができない仲間は多い。

片付けはＡＤＨＤ者（もしくはＡＤＤ当事者、つまり多動がない注意欠如症者）の困りごととして、比較的よく知られている。ディル・ジョーダンは、ＡＤＤの成人が片付けを苦手とするのは「頭の中のイメージをきちんと保存できない」「最初に受けた印象がすぐに変形してしまう」「頭の中にあるパターンにまとまりがない」「（ＡＤＤ成人の）脳は、時間、空間、モノに関して、整ったイメージを持続させることができない」からだと指摘している［ソルデン 2000: 105］。詳しい仕組みは分からないが、なるほどそうかもしれない、と私は思う。

私も長年、部屋の整理ができなかった。書物を含めて集めてきたものが多く、全体がコレクションルームのような家が、すぐにゴミ屋敷めいたものへと化すのだ。だが、あるときに強いこだわりを利用して、特別に大切にしたいと感じるものだけを所有し、自分なりの神話的空間を構築してみようと考えた。それは華やかではあるが静謐《せいひつ》な、つまり心をざわざわさせない空間を作ってみるということだ。私は神話の研究者でもあるから、このイメージには興奮で駆りたてられた。そして一度部屋を作ったら、ほとんど部屋のなかにあるものを動かさないように心がけた。

私は自分の部屋を見るたびに、ギュスターヴ・フローベールが『感情教育』で記述したフォンテーヌブロー宮殿の祝宴の間の記述を思いだして、満足感を覚える。

> 彼らは目が眩んでしまった。壮麗な天井は八角形の区画ごとに区切られ、金と銀とで飾られ、宝飾品よりも彫琢されている。しかもあふれるほどの絵画があり、それらは三日月と矢筒に囲まれた、フランスの紋章を上に載せた巨大な暖炉から、ぐるっと回った反対側にある、部屋の幅だけある演奏家たちの席にいたるまで、広がっていた。円蓋のかたちをした十個の窓は大きく開けはなたれ、太陽が絵をきらめかせて、海のような青色の丸天井が、空の青へとどこまでも通じていた。森の梢が地平にぼんやりと広がり、その奥のほうから、獲物を追いつめていることを伝える角笛が響いてくるような気がした。女精霊のニンフたちや森の男神シルウァヌスに変装した貴族の姫君や領主たちが、木陰に集まって演じる、神話を題材にとった舞踊の音楽が、聴こえてくるような気がした［Flaubert 1964: 321–322 原文フランス語］。

もちろん、実際にはそんなに豪勢な部屋ではなく、むしろわけの分からないガラクタが大量に収納されているのだが、私にとっては神話のモティーフに彩られた王宮なのだ。

だが生活していれば、どんどん部屋は汚れてくる。不潔になってくる。私には部屋の掃除が困難なままだが、これについては別の項目で書こう（【94】を参照）。

【45】忘れ物、失念、迷子

忘れ物や大切な物事の失念は、ＡＤＨＤ者の注意欠如に関する主要な困りごとと言える。これに関して、「そんなことオレにだってあるよ。甘えじゃないか」というような反論が定型発達者から出されることがある。だが立入勝義が書くように、私たちの場合は、その困りごとの様相が「晴れ時々曇り」ではなくて、「雨時々曇り」なのだ［2017: 84］。この違いは大きい。**「だいたい何も忘れないのだが、ときどき何か忘れる」のと、「だいたい何かを忘れるのだが、ときどき何も忘れない」のでは、多いに違う。**「朝ごはんは基本的に米飯だが、たまにはパンを食べる」のと、「朝ごはんは基本的にパン食だが、たまには米飯」なのと同じくらい違う。

私の場合の解決法を記そう。忘れ物を防ぐために、何年間もつねに同じショルダーバッグを使い、外で必要なものはできるだけ常時すべてそれに入れておき、そのショルダーバッグは外出中決して肩からおろさないようにしている。それでも傘を毎日携帯するのはつらいし、いざ携帯すれば、よくなくす。

そのようなわけで、私は「ヨーロッパでは、このくらいの雨なら傘を差さないことも多いしね」と思いながら、濡れて歩くことが多い。そうして、「いまのオレはシダ植物だ」と思って喜んでいる。本格的に降っているときは、なくしても良い安い傘を利用する。失念の対応に関しては、先に書いたように、スマートフォンにひっきりなしになんでも記録するのが大原則。

　私たちの多くには、迷子の達人としての側面もある。情報の整理が困難という点で、片付けや失念と同種の問題と考えられるが、加えて、私たちがしばしば左右盲だからということや、空間の立体的把握が困難だということも関係していると推測される。

　綾屋が心のなかで経路を撮影できると書くとき、彼女がこの問題と無縁ではないかと推測されるため、私はうらやましく感じる。「新しい道を歩いている際は、角を曲がるごと、目印になるものがあるごとに、道中の景色に対して、あえて意識的にシャッターを押すこともある。それは、帰りに迷子になったら困るという不安や、もし次回に来たときには、撮っておいた写真を引っ張り出して照合し「もう知っているから大丈夫」と思って安心したいという思いからくるものである」[2008: 89]。

　私にはこの能力はなく、碁盤目《ごばんめ》状で有名な京都の中心部でも道に迷ってしまう。だが最近になってようやく、スマートフォンを開いて地図アプリを展開し、さらにやはりスマートフォンに内蔵されているコンパスを併用するという手法で、街なかでの深刻な遭難を切りぬけることができるようになった。

八　動物

46　うごく動物園

私は植物への憧れがとても強いが、動物も好きだ。哺乳類はもちろん、鳥類、爬虫類、両生類、魚類、無脊椎動物、いずれにも好奇心をそそられる。たぶん、私がよく「動物みたい」と言われるからだ。平均とはかなり異なる立ち居振る舞い、行動様式、習性などが、そのような印象を与えるのだろう。そこで私は自分のことを〈うごく動物園〉とも呼んでいる。

おもしろいことに、実際に発達障害者が動物に似ていることをユーモラスに指摘した写真絵本がある。キャシー・フープマンが、『ねこはみんなアスペルガー症候群』でＡＳＤ者がいかに猫に似ているかを、『いぬはみんなＡＤＨＤ』で、ＡＤＨＤ者がいかに犬に似ているかを愛情を込めて語っている。ふたつの絵本はとても魅力的なのだが、身のこなしが悪く、あちこちにぶつかりながら生きている私は、とてもドジな猫や犬と言えるだろう。

47　幼形成熟

私には斜視があり、疲れていると両眼とも焦点を合わせられない。それが両生類の顔つきを連想させる。グリム童話の「カエルの王様」を踏まえて、私は自分をひそかに「ウーパールーパーの王子さま」と呼んでいる。ウーパールーパー（メキシコサンショウウオ）は幼形成熟し、アホロートルと呼ばれる。

私は自分にも幼形成熟を見る。ＡＤＨＤ者は三十代の後半に至って、ようやく二一歳の定型発達者の成熟度に達するという意見もある[Kingsley 2019]。精神的に若々しいとも言えるが、定型発達者からの評価には「幼稚」や「未熟」など厳しいものが多い。

発達障害者に「もっとおとなになれ」、あるいは「もう子どもじゃないだろう」などの発言が向けられるとき、発言者は「脳の多様性」を知っていない。多数派の基準にしたがって少数派を一方的に断罪する傲慢さが、そこにある。

48 夢、破れたり

私は数年前、作家になって大成功しようとやにわに思いたち、短編小説を書いたことがある。原因は躁鬱病を発症したからではなく、ＡＤＨＤの衝動性と過集中だった。実在するバクの脳から、人間の夢を喰って蓄えた体験世界を取りだし、バクの不可解かつめくるめく五感を体験できるようにするという科学分野「バク脳学」（もちろん架空）に取りくむ研究者が主人公だ。

私はこれはなかなかの水準だと信じ、ある文芸誌に応募してみたところ、結果は一次選考すら通過しないという惨敗に終わった。しかし早くから研究者を志望し、研究者でなかったら子どものころはマンガ家、成人してからは絵本作家になりたかった私にとって、小説を書きたい思いに諦めをつけるのは、それほど困難なことではなかった。そのため、私の小説業へのチャレンジは一度だけで終わった。

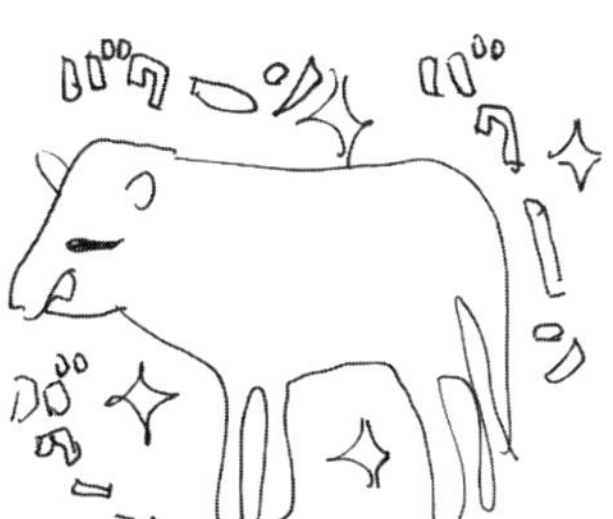

九　他者

49　異貌

顔の表情が独特なことが、私たちにはよく指摘される。ＡＳＤの診断基準の事例には、「顔の表情や非言語的コミュニケーションの完全な欠陥」が挙げられている［APA: 49］。**「完全な欠陥」だなんて、ＤＳＭ－５は本当に失礼ですよね。**

ブラウンズは「ふつうの、にっこりした顔」をすぐに作れず、「気前のいいところ」を見せても、「しかめっ面」になってしまった経験を記述しているが［2005: 144］、これを私はいまでも頻繁に経験する。つまり自然な表情で笑うことが難しい。東田は、「自分にとってとても楽しい思い出だったり、本の中の一ページだったり」が「思い出し笑いの強烈なもの」のように「突然頭の中にひらめく」ことで、「ものすごくハイテンションになる」ときがあると記しているが［2007: 50］、私もふだんの鬱屈した顔とは打って変わったように満面の笑みを浮かべることがあり、しばしば不気味がられる。

原因として、ミラーニューロンの仮説を思いだす。脳の前頭葉に下前頭回と呼ばれる部位があり、そこには他者の運動に自動的に共鳴して、自分の運動と結びつけるためのミラーニューロンという神経が存在する。ＡＳＤ者は、このミラーニューロンの機能が弱いというのだ［京都大学 2012］。

私は写真や映像で見る自分の顔の表情に強い嫌悪感を感じる。私を「普通」ではないと見なす定型発達者の見解を内面化してしまって、自己を部分的にであれ否定する感情が形成されているのだと思う。

そのようなわけで、私には醜形恐怖症〔身体醜形障害〕の傾向がある。整形手術に病みつきになったマイケル・ジャクソンの気持ちが分かるような気がするのだが、彼がよく笑っていたのに対して、私は笑うのが不得意だ。ＡＳＤ者は同調圧力に屈しにくいため、笑うのが望ましいと考えられる場面で笑わなかったり、笑うのが不謹慎な場面で笑ったりする。

50 遠近感が独特

ガーランドは「私はときおり、遠近感を失ってしまうことがあった。こちらに近づいてくる物のスピードが速かったり、こちらが予測していなかったりすると、とてつもなく巨大に見えてしまう」［2000: 27］と書いている。ＤＳＭ-５のＡＳＤの診断基準には、「対人的に異常な近づき方」をすることが例示されており［APA: 49］、その実証的な研究もある［浅田 2015］。

私は特に若いころ、対人距離が近いと指摘された経験が何度もあり、この問題に関して慎重になった。しかし、慣れていない場面では近づきすぎてしまう。たとえばコロナ禍でオンライン会議をおこなう機会が激増したが、**私はいつもカメラに近づきすぎてしまう**。結果的に、並んでいる顔のなかで私の顔だけが大きかったり、画面に写っている顔の角度が独特だったりする。だからカメラはなるべく切っている。

51 顔にまあまあ無頓着

ガーランドは子どものころ、「人間とは一人ずつ顔が違うものだということを知らなかった」と語り［2000: 44］、初めて保育園に行ったときの経験を、「この世に顔のない人があんなに大勢いるなんて知らなかったし、あんなに完全に顔のない人がいるなんて知らなかった」と回想している［：68］。

ブラウンズは、人間を二種類に大別していたと述べている。「一方がいい生き物たちで、これは鮮やかな影。もう一方は僕に脅威を与える生き物たちで、これはコウモリ。鮮やかな影がなんの前触れもなく突然コウモリに変身することもあるし、その逆もある。それがどうしてなのかはわからなかった」［2005：16–17］。彼には「鮮やかな影」も「コウモリ」も等しく「水溜まりみたい」に見えていた［：17］。ＡＳＤ者は定型発達者に比べて顔の記憶が定着しにくい傾向があることが、研究でも分かっている［Griffin 2020］。

私は、ガーランドやブラウンズほどの深刻な相貌失認から遠く、顔の見分けはある程度までつく。それでも、周りの人には容易に区別できる仕事仲間、知人、芸能人などが、私にはほとんど同じ顔に見えてしまうことがある。

定型発達者にとっても、犬や猫の顔を見分けるのはしばしば困難ではないだろうか。私たちの場合は人間でもそれと同じことが起こっているのだ。私は立体をイメージしたり奥行きを把握することが苦手なので、顔という立体も同様に捉えにくいのかもしれない。

52 見る、見られる

ＡＳＤの診断基準には、視線を合わせることの「異常」が挙げられている［APA：49］。

ブラウンズは、恋人から「あなたにとっては、私のまなざしなんてどうでもいいのね。前から気がついていたけど。二人で話すときだって、絶対に私の顔を見ないじゃない」と指摘されたことを回想している［2005：398］。私も、なかなか眼を見て話すのが難しい。

教え子から授業アンケートに、「どうして先生はいつもうつむいて授業をしているのですか」と書かれることもある。私は「むかしイギリスのロックに「シューゲイザー」という一団がいて、演奏中にうつむいて、よく「靴」、つまり「シュー」をじっと見ている人、「ゲイザー」だったんだ。先生は彼らの音楽が好きで、その影響を受けているんだ」と答えたことがあった。シューゲイザーに関する豆知識は事実だが、自分がその影響を受けているという説明は嘘だ。

内海はASDの基本障害は「他者からこちらに向かってくる志向性に触発されないこと」だと述べる[2015: 45]。村上靖彦は、私たちが視線を合わせることを苦手にしている特性を持っていることに関して、「視線触発」という用語を使いながら、それがASD者にとって侵襲的な「不意打ち」として働くと指摘している[2008: 22–23]。

両者はASDの他者に対する「触発されなさ」を気にしているのだが、私の考えは異なる。私たちには、他者に対する強い触発されやすさも備わっている。私たちは周囲の事物が〈無数の渦巻き〉を作っている体験世界で生き、内面では頻繁なフラッシュバックによって、過去の記憶からの刺激を受けている。そのため、他者の視線に注意を促されることが困難だったり、視線に応えるために努力することにストレスを感じたりする。すなわち**私たちはあらかじめ触発されすぎているから、新しい触発に鈍くなってしまうのだ**。

さらに私は眼を見つめられると、圧力を感じて、その人の世界に巻きこまれてしまう。いわゆる同調圧力を感じて、苦しくなる。脳の多様性を尊重しない悪魔の世界に引きずりこまれ、精神をグジャグジャに擦りつぶされる気分を味わう。私はもっと自由でいたい。

村中は、ASD者が視線を合わさないのは、私たちが「人間を特別扱いしない脳」を持ち、「注意の解き放ち」に優れているためだと指摘している［2020: 57–61］。実に鋭い指摘だ。

村上は、「視線恐怖のために授業に出席するのが困難になってしまった自閉傾向を持つ学生」は「しばしば、「目を見て話しなさい」というしつけを受けてきており、しかもまじめであるためにそれを守ろうとしてかえって苦痛を増していた」こと、「「目を見て話さなくてもよい」とアドバイスすると、彼らは安堵する」ことを説明している［2008: 23］。

眼を見て話さないことがもっと受けいれられる社会になってほしいと思う。

53 想像力の障害？

アスペルガー症候群という概念を広めたウィングは、この症候群と古典的自閉症（カナー型自閉症）に共通する特性、すなわちＡＳＤの特性を社会的相互作用、コミュニケーション、想像力の三種の障害だと考えた［1981］。

ウィングの言う想像力の障害について、ニキは「想像力が、世俗の生活の役にたってくれない障害」と説明し、「想像が足りない」「想像がまちがっている」「想像が過剰」という三種に区分している［2007: 9–10］。だが、「想像が過剰」なのは本当に「障害」なのだろうか。「想像が足りない」と「想像がまちがっている」場合はともかく、「想像が過剰」なことは、ときには肯定的な意味合いをもつ。

藤家は、かつて外国というものをうまく想像できなかったと書いている。「人がばばばばばっているというのはわかるんですけど、その人に中身があるとは思わなかったです。それぞれ性格があったり、好みとか、そういう色々な要素があるというのがわからなくて、ただマネキンみたいにいっぱいいるんだなと思っていました」［ニキ・藤家 2014: 37］。

これは「想像が足りない」あるいは「想像がまちがっている」例と言える。しかしマッキーンの例のように、心のなかの空想世界が「もう一つの現実」と呼びうるような、幻想文学的な規模まで成長する事例がある［2003: 136-142］。私自身も「想像が過剰」なことが多く、子どものころは典型的な「夢見がちな少年」だった。

たとえば、ちょっとした言葉から奇想天外な想像力を発動させてしまう事例。ブラウンズは、〈Zob〉（中央バスセンター）という略語を見て、〈Zoo〉（動物園）に準じるものだと誤解し、興奮したことがあったと回想している［2005: 214-217］。ホールは、母親が「メール・オーダー」、つまり通信販売を意味する語を口にしているのを聞いて、「メール」を男性を意味する「メール」と錯覚し、なぜ「フィーメール・オーダー」（女性販売）を使わないのかと尋ねたという［2001: 62］。私は小学生のころ、「アメニティ」という単語を見るたびに、愛好していたアニメ関連商品の専門店「アニメイト」と錯覚し、そわそわしたものだ。

54 雑談サバイバーたち

雑談に苦しみを感じることが、私が開催している当事者研究会でもよく悩み相談の対象になる。私は〈雑談サバイバル〉と呼んでいる。

米田衆介は、「アスペルガー障害」の中核的特性を、「注意、興味、関心を向けられる対象が、一度に一つと限られている」というシングルフォーカス特性、「同時的・重層的な思考が苦手、あるいはできない」というシングルレイヤー思考特性、「「白か黒か」のような極端な感じ方や考え方」

をするという知覚ハイコントラスト特性の三点に見ているが［2011: 64-65］、**雑談が起こるとき、私たちはこれらの三つの特性によって処理しがたい言語空間に放りこまれている。**焦点をどこに絞って良いのかが判然としないまま、多層的な話題が人々の「常識」というあやふやな基準に応じて移ろい、すべての印象は曖昧に動いてゆく。それが、私たちにとっては大きなストレスになる。

有効な対処方法の第一は、合気道の要領だ。基本的にオウム返しにして、「最近はどうですか」「最近はどうにもこうにもです」、「明治のミルクチョコレート、お好きですよね」「はい、明治のミルクチョコレートお好きなんです」のような具合に答える。笑いを誘うことも多いナイスなテクニックだが、やりすぎると相手が馬鹿にされていると感じ、空気が不穏になるから、それは注意したほうが良い。

第二は決まった表現集を常日頃から蓄えておくことだ。「暑いですね」と話題になったら、「はい、めっちゃ暑いです。燃えてしまいそうです。自分、あつい男ですから。ハッハッハ」か、「暑い！　うーん、暑いですか。じゃあイカ！　え？　しりとりですよね。あれ、違うですと。ムムム、いやはや勘違いでした。イカン、イカン。イカだけに！」のどちらかをつねに機械仕掛けのようにしゃべる、という方策だ。コツは、それらがテンプレートではなくて、「いま初めてしゃべっている」という印象になるようにすることだ。そうでないと、鬱陶しがられる可能性が高い。

第三は、雑談を「何を問題にしているか」という謎解き、あるいは研究の時間に仕立て直してやるのだ。「ちゃんと親孝行したほうが良いですよ」と言われたら、「親って、木の上に立って見ると書くじゃないですか。この字を考えた人は天才ですよね。うちの親は私のことを木の上に立って見てくれたことは一度もありませんけれども。あと孝行という概念ですが、儒教ではそもそも」云々。

ただし、「別に議論したいわけじゃない」と不満を口にしそうな相手ならば、この選択肢は選ばないほうが良い。

これらの工夫をおこなうことで、多くの雑談はシングルフォーカス特性、シングルレイヤー思考特性、知覚ハイコントラスト特性によって処理できるものへと変質するはずだが、実際にはなかなかうまく行かないことが多い。

55 キマイラ現象

私たちは、たくさんの生物が混じりあったギリシア神話の怪物、キマイラに似ている。十代のころ、岩明均のマンガ『寄生獣』で、ひとりの人間が五体の寄生生物を宿しているキャラクターを見て、自分のようだと感じた。どういうことだろうか。この事情を私は〈キマイラ現象〉と呼んでいるのだが、綾屋が「所作の侵入」と「キャラの侵入」という用語で見事に説明している。

綾屋は「所作の侵入」について、「何気ないおしゃべりでも真剣な打ち合わせでも、話者に集中して話を一五分も聞いていると、その人の顔の筋肉の動かし方や手の動かし方などに対し、「おやっ⁉」という軽い衝撃が走る。無自覚ではあるが、そのときから自動でカメラの連続シャッターを押すように、記録が開始されている。そして次に自分が「表出する機会」を得たときには、自分が今まで使ったことのない筋肉を動かし、先ほど記憶された表情や動作をつくりはじめるのが自覚される」と説明する［2008: 104］。

この現象は、「テレビドラマや映画、舞台演劇を見ても生じる」［: 104］。「本来の自分のキャラが消えるわけではないので、侵入してきた他者のキャラを異物として感じつづける苦しみがある。他者のキャラが大きく膨らんで押し寄せてくるのを感じ、押しつぶされて乗っ取られそうになりながら、それでも「自分」は消えずに存在しつづけ、小さくなって殻をかたくして、必死であえぎながら抵抗するのである」、「その異物に悩まされ、排出しようと葛藤する苦しみは、悪いものを食べたあと、食中毒になって苦しむ感覚に似ている」[: 110]。

「キャラの侵入」について、彼女は宴会を例として説明している。「談笑する人びとの対話の様子を眺めているうちに、それぞれのキャラ情報が、無意識のうちに大量に私のなかに蓄積されていき、家に帰ってひとり静かになったときにビデオ再生が始まる」[2008: 109]。つまりフラッシュバックだが、これによって「彼らの姿はしっかりと焼きつき、一定期間、何度もビデオ再生されることで、私のキャラを侵食しはじめる」[: 109–110]。

発達界隈では、アドラー心理学の自他分離（課題の分離）という言葉がよく話題になる。使う人によってニュアンスが異なるが、おおむね、発達障害者は他者の意見を重く受けとめすぎたり、他者の問題を自分のそれと混同してしまう傾向にあるから、自己理解を深めて、「他人は他人、自分は自分」と深く認識することで、生きやすくなるということだ。私もこの考え方には基本的に賛同しているが、ひとつ思うのは、**キマイラ現象によって自動的にダウンロードしてしまった他者の「キャラ」は、他者ではなくてかけがえのない自分の一部ではないかということだ。**そのように考えて、私は自分のキマイラを肯定的に理解したいと思う。

とはいえ、そのキマイラには全体を統率する中心的意志が必要だろう。そうでないと、私たちは分解して、あるいは分解しそうになって苦痛を味わうことになる。その意味でも、「キマイラとしての自分」を自覚し、自他分離を進めることには意味があると考える。

56 擬態〈定型発達ぶりっ子〉

右に述べたとおり、私たちには、キマイラ現象に無防備な面がある。この特徴によって、私たちのうちには、他者の長所を自分へと写しとることを得意とする者もいる。ウィリーは「まるでプロのパントマイム俳優のように、ほかの誰かのパーソナリティをそっくり拝借してしまうのだ。風邪をひいている人と接すると風邪が伝染するように、相手のパーソナリティが簡単に伝染してしまう」［2002：96–97］と説明する。

彼女はこれをエコラリアの発展したものだと解釈している。私は主体的なキマイラ現象だと考えるが、エコラリアもキマイラ現象も、外部から受けとったものの自動的反復ということだから、本質的には同じものだろう。

私たちの界隈では、この現象は「擬態」と呼ばれている。それは単なるモノマネではない。擬態には、キマイラ現象によって自分が分解しかけているのを回避し、同一性保持を獲得する現象という側面もある。

擬態がどれほど巧みかについては、ＡＳＤ者でも個人差がある。ほとんどできないという人もいる。人によってはきわめて巧みだが、それでもそれはしばしば「過剰適応」を呼びこんでしまう。つまり自分の限界を超えて擬態してしまうのだ。それによって二次障害が発生する。

私も「普通の人」に擬態しすぎて鬱状態〈適応障害〉になってしまった。そこで私は擬態のことを〈定型発達ぶりっ子〉とも呼んでいる。**この定型発達ぶりっ子とはもちろん自虐的な表現だが、私は全否定するつもりはない**。たとえば本書の多くの部分も定型発達ぶりっ子によって生まれたと言える。そうしなければ、他者との意思疎通はきわめて困難だ。

57 いじめや村八分

当然ながらと言うべきか、発達障害児はいじめの格好の的になる。相手がこいつは発達障害者だと意識して肉体的ないし精神的に私刑をおこなうこともあるし、そうと意識せずに異物の排除をおこなうこともある。

私は小学生から高校生までの九年間、ほとんどの学年でいじめにあっていた。数人から受けていたこともあるし、特定のひとりに受けていたこともある。**その九年間に自殺しなかったことは、私にとって誇りだ。**

ＡＳＤ者は平均よりも一八歳寿命が短いという研究結果がある [Cha 2016]。知的障害や限局性学習障害を併発している場合は三〇年、そうでない場合は一二年短いと指摘される。かつてアスペルガー症候群者と呼ばれた知的障害がない層でも、自殺リスクは一般集団の二倍に達する。たくさんのＡＳＤ者が四〇歳を迎えるまでに死ぬ。原因は社会的および文化的圧力にある。順応を強制され、孤立して希死念慮に囚われ、自殺する。

自殺する仲間たちを救うためにも、「脳の多様性」の観念が広く理解され、社会からの支援が増えることを願う。

58 絶交は慎重に

ＤＳＭ-5は、ＡＳＤの診断基準に「人間関係を発展させ、維持し、それらを理解することの欠陥」を挙げている [APA: 49]。シモンはＡＳＤ女性について、「橋を焼く」という表現で、その心理を説明している。それは「先制攻撃」にも似ていて、「解雇される前に自分から辞める、捨てられる前に相手を捨てる、状況がぐちゃぐちゃになる前に立ち去る」ことを指す［2011: 268］。**女性に限らず、ASD者は絶交の名人だ。**

彼女は提言する。「これが悪いとは限りません。意地悪な人ばかりがいる嫌な場所がある一方で、精神や魂にとって、より健全で進歩的な環境が存在するからです。しかし、世界一周を二度行い、中年になって、それでもまだ橋を焼き続けているなら、そろそろ自分の身辺を調べ、何がどうなっているのかを考えた方がよいでしょう」［: 263］。

私は文字どおり世界一周を二度おこなったことがあり、しかも中年になってしまったので、シモンのこの文章に苦笑いをするしかなかった。私が診断を受けたのは四十代になってから、それからようやく本格的な自己理解を始めることができたので、もっと早くに診断を受けていたら、「橋を焼く」ことがはるかに少なかったのではないかと思う。

「橋を焼く」というのは良い表現だと思う。実際、私の人間関係は炎に包まれてしまうことが多かった。それらにまつわる不幸な記憶や自己嫌悪がフラッシュバックとなって襲ってくる。そんなときに私をもっとも慰めてくれるのは、文学作品の読書だ。特に私はその種のフラッシュバックが起きているときに、ジーン・リースの『サルガッソーの広い海』の末尾を読んだり訳したりするのが好きだ。そこでは監禁場所を抜けだした主人公の女性バーサが、屋敷に蠟燭で火を放つ。

胸壁に出ると涼しく、ほとんど叫び声を聞くことはできなかった。私はそこに静かに座った。どのくらいそのまま座っていたのか分からない。体勢を変えて、空を見た。空は赤く、私の全人生が収まっていた。振り子時計と、コーラおばさんのきらびやかなパッチワークを見た。ラン、アフリカシタキヅル、ジャスミン、生命の木が、みな炎に包まれているのを見た。下の階のシャンデリアと赤い絨毯、いくつもの竹、いくつものシダ植物を見た。金や銀のシダ植物。庭の壁に生えた、柔らかい窓色のビロード状の苔を見た。人形の家、書物、水車小屋の娘を描いた絵を見た。オウムの声が聞こえてきて、知らない人を見ると「誰だね？　誰だね？」とフランス語で呼びかけているのだった。しかも私を憎んでしまった男が「バーサ！　バーサ！」と叫んでいる声まで聞いてしまった〔2016: 170 原文英語〕。

火事の光景が、煉獄の炎のように私の心を浄化する。

59 私たちは共感能力がない人々？

DSM-5のASDやADHDに対する診断基準その他は、ここまでに引用した文言もしばしばそうであったように、異質なものを冷徹に観察する「健常者」（あるいは定型発達者）による独断的な視線に貫かれている。

ASDのコミュニケーションに関する診断基準には、「複数の状況で社会的コミュニケーションおよび対人的相互反応における持続的な欠陥があり」、かつ「相互の対人的-情緒的関係の欠落」や「対人的相互反応で非言語的コミュニケーション行動を用いることの欠陥」や「人間関係を発展させ、維持し、それらを理解することの欠陥」のあることや、「興味、情動、または感情を共有することの少なさ」が指摘されている〔APA: 49〕。

コミュニケーションに関する「診断的特徴」としては、つぎのことが書かれている。「社会的コミュニケーションにおける言語的および非言語的な欠陥は、その人の年齢、知的水準、および言語能力のみならず、治療歴や現在受けている支援などの要因にも応じてさまざまな現れ方をする。完全に会話が欠如しているものから、言葉の遅れ、会話の理解が乏しい、反響言語、または格式張った過度に字義どおりの言語などまで、多くのものに言語の欠陥が認められる。形式言語技能〔例：語彙力、文法〕が損なわれていない場合でも、自閉スペクトラム症では相互的な社会的コミュニケーションに対する言語の使用は障害されている」［APA: 52］。

以下の内容には、悪意めいたものさえ感じられないだろうか。「何か言語が存在するとき、それはしばしば一方的で、対人的相互性を欠き、意見を言う、感情を共有する、会話をかわすなどというよりはむしろ、要求する、分類することに用いられる」［APA: 52］。

さらに、つぎのようにも書かれる。「対人的相互反応に用いられる非言語的コミュニケーション行動の欠陥は、視線を合わせること〔文化的な発達基準と比較して〕、身振り、顔の表情、身体の向き、または会話の抑揚などの欠如、減少、あるいは特殊な使用によって明らかとなる」［APA: 52］。

文化事情などに関する最小限の留保はされるが、それでもDSM-5は「障害」の所在に関して鈍感な見立てしか持っていない。「対人的相互反応、非言語的コミュニケーションおよび人間関係の基準に文化的な違いは存在するであろうが、自閉スペクトラム症を有する人は彼らの文化的背景の基準から考えて明らかに障害されている」［APA: 56］。

ASD者の共感の問題は「心の理論の障害」、つまり「相手の行動からその背後にある見えない意志を推論することの障害」［熊谷・國分 2017: 14］としても知られる。だが熊谷は、ASD者にしばしば指摘される「心の理論の障害」に関して、つぎのように問題提起している。

「自閉スペクトラム症ではない「定型発達者」が自閉スペクトラム症の人の「体を揺する」行動を見たとして、果たしてその行動の背後に隠れた意志を正確に推測できるでしょうか。自閉スペクトラム症の人が定型発達者の行動から意志を推測できないことも、それと同じレベルの現象にすぎません。双方とも「心の理論」の実行に失敗しているはずなのに、なぜか自閉スペクトラム症の人だけが「心の理論の障害がある」と言われる。ここに、多数派によるグロテスクな論理的飛躍を感じずにはいられません」[:14]。

綾屋も、コミュニケーションや社会性は双方向に織りあげていくものなのに、診断基準で片方だけの問題とされていることに疑問を提示している[2018:1-8]。

「心の理論」には、さまざまな誤解がある。ＡＳＤ者の多くは、単純なかたちで他者の心を測りがたいわけではない。綾屋は、「なぜ彼や彼女がそのように動き、そのような話し方で、そのような言葉を話すのか、といった人びとの「意図」の可能性をあまりにもたくさん推測してしまうために、ひとつに決めきれず、「読めない」」と指摘する[2008:80]。

私の場合もまったくそうだ。**おそらく定型発達者は他者の意図を三択問題のようにして解いており、対して私たちはそれを十択問題のようにして解いているのではないか。**

ＡＳＤには共感に特殊な問題があるという見解も、さらに検証の余地がある。フリスは、人間の共感能力を「本能的な同情」と「意図的な共感」のふたつに区別する[2009:206-207]。前者は自律神経系の反応を伴う自然かつ単純な感情反応で、心理化の能力を必要とせず、「内面の哀れみの心」を作りだす。後者はそれに対して心理化の能力が必須の条件で、心の状態を読みとることを可能にし、それによって他者が不幸に襲われたときの悲しみを自分で実際に感じなくても、正確に理解して適切な応じ方ができるようになる。ＡＳＤ者は「本能的な同情」の能力を持つが、「意図的な共感」はできないと言いたいわけだ。だが、本当にそうなのだろうか。

ＡＳＤ者はＡＳＤ者に相対したときに、各自の前頭前皮質腹内側部の活動が促進され、互いに似ていると自動的に判断し、この回路が定型発達者に相対したときには起こらなかったという実験結果がある［Komeda 2015］。ここから私たちは、私たち仲間のあいだに、定型発達者が互いに有しているものと同様の共感があると推定できる。もしそうであれば、ＡＳＤに指摘される共感能力の低さは、**実は少数派の私たちと多数派の定型発達者とのあいだの断絶が誤解されたものということになる。**

イギリスでは四歳から一八歳までの、重度の知的障害がある者から知的水準が高い者までを含めたＡＳＤ者の実態調査がおこなわれ、彼らは自分の母語や生まれ育った方言を使った場合、短い会話を基本とした場合、客観的知識について語りあった場合、顔を突きあわせなかった場合、訓練された犬を介入させた場合、文字盤などを使った場合、発言の速度を遅くしなかった場合などに、従来想定されていた以上の社会的コミュニケーション能力を示した［Ochs 2010: 69–92］。つまり環境の調整によって、ＡＳＤ者はその力を最大限に発揮することができるようになるのだ。

さて、ここで人によっては、環境調整が必要という条件付きでＡＳＤ者の能力が発揮できると言うならば、それを障害と呼ぶのだと主張する人はいるかもしれない。

だが考えてみてほしい。そもそも私たちは日常的に、多数派の定型発達者に適合するようにデザインされた社会でしか生きられないように仕向けられている。初めから環境を調整してもらうことで、定型発達者は彼らの能力を発揮できている。大型の野生動物に捕食されないように、家屋で雨風をしのげるように「合理的配慮」がなされている。地面は、その浮き沈みを恐れなくて良いように舗装され、他者に襲われたり物を奪われたりすることに怯えなくてすむように法制度が整備されている。これらは、環境調整だ。そしてその環境調整は、多数派を念頭に置いたものなのだ。それだけの環境調整では足りない少数派がいる。少数派としての私たちのための環境調整がないということは、端的に不公平に当たるだろう。

私たちは、キマイラ現象、擬態、あるいは後述する〈地獄行きのタイムマシン〉などによって、**定型発達者よりもはるかに他者性に貫かれている側面があるのに、定型発達者からは自閉した世界に生きていると独断的に決めつけられ、私たちの他者性は「なかったこと」にされてしまう。**私たちの「声」は収奪されて沈黙を強いられている。私はフリオ・コルタサルとともに言いたい。「人類は、人間の人間に対する搾取が終わった日に、その名にふさわしいものとして始まる」［1985: 37 原文スペイン語］と。

60 腐敗の帝王

ＡＤＨＤ短歌を一首、詠む。

牛乳、豆腐、
バナナ、玉ねぎ、
ベーコンも！

冷蔵庫内で
全滅している。

61 誹謗中傷

インターネットで私の名前を検索すると、私に対する誹謗中傷を見ることができる。それを書いたのはひとりの女性だ。私は学部時代、彼女と同じサークルに属していた。だが、彼女が会誌のなかで新入部員の何人かに対するモラルハラスメントをおこなったため、部長だった私は、こういう文章は今後会誌に載せないと彼女に伝えた。彼女はそれを不服としてサークルを退部した。

それから二〇年近くの時間が流れたある日、彼女は私が私たちの出身大学の教員になっていることを知り、頭に血が昇ったらしい。匿名掲示板ウェブサイト「5ちゃんねる」（旧「2ちゃんねる」）に誹謗中傷の文を書き、大量に「コピペ」しまくった。彼女は、同じ掲示板のなかの「殺したい奴を実名か匿名で書き込むスレ」というスレッドにも同様にコピペし、私は犯行予告だろうかと暗澹たる思いに沈んだ。ブログにも、誹謗中傷でなく「正義の告発」に見えるように装って、同様のことを書いている。結果、現状がある。

現在、ようやくインターネット上の誹謗中傷が犯罪だという認識が高まってきている。断固とした法的措置を取るべきかどうか、私は悩んでいる。

一〇　祝福

62　入神状態

私たちは、法悦あるいは恩寵によって祝福されている。以下で私は、宗教的な超越体験、あるいはエイブラハム・マズローのいう「至高体験」が、私たちにとても関係が深いものかもしれないことを示唆する。

人は夢中になると、通常の水準を超えた没入感を体験する。この没入感は、スポーツ科学の分野では、自分が印象的で特権的な「区間」に入ったという感覚を得るために、「ゾーン」と呼ばれている。ポジティヴ心理学の分野では、大きな流れに運ばれているような感覚を得ることから、「フロー」と呼ばれている。フローの名付け親、ミハイ・チクセントミハイによると、この現象は「全人的に行為に没入している時に人が感ずる包括的感覚」で、「特異でダイナミックな状態」でもある [2000: 66]。原則として、「知覚された挑戦と能力が行為者の平均水準より高いときに知覚される」ことが知られている [2003: 19]。

ＡＳＤ者やＡＤＨＤ者の界隈では、このゾーンないしフローは、「過集中」として知られ、私たちの日常でたやすく発生している。おそらくＡＳＤのこだわりやＡＤＨＤの衝動性が、起爆剤として作用しているのだろう。

特別に深い過集中は強い印象を残すため、体験している時間が突如として神が己に降臨するのを体験するかのように、あるいは（そこまでいかなくても）啓示の瞬間のように錯覚されることがある。

ブラウンズは、ある作家がテレビ番組で自分たちの仕事は物語を「語る」（エアッェーレン）ことだと表明するのを聴いたときに、夏の日に、海岸で砂を「数え」（ツェーレン）たことを錯覚的に想起し、自分も作家だという霊感を得る。「砂糖みたいにさらさらの砂で手が粉をまぶしたみたいだった。砂の粒は太陽の光で虹色に輝いていた。手が体から離れて空気の中を漂うような感覚を覚え、この上もなく幸せだった。僕の視線は何時間も華麗な砂へと吸い込まれていた」［2005: 302］。

私たちのあいだでは、仲間がオカルト、占い、宗教などに騙されやすいことが話題になるが、その原因は私たちの感覚過敏、身体性の希薄さ（透明化のしやすさ）、中動態やエスの体感などと並んで、この過集中にあるのだろう。このいわゆる変性意識状態が、騙されやすさを誘発する。綾屋は過集中を「エイエンモード」と呼び、そこには時間感覚を失った「永遠」「エンドレス」の恐怖心があると語る［2008: 85–86］。他方、私を含めて多くのASD者やADHD者は、過集中を至福として体験することが多い。**過集中によって快感を得る場合には至福に、過集中によって日常生活や労働がおろそかになり、不利益を被るときには恐怖になるのではないか。**

マルクス・アウレリウスは『自省録』で、「いま存在しているものを見る人は誰であれ、永遠から来たものも無限にあるものも、すべてを見たのだ」と書いた［2013: 46 原文ギリシア語、英語から重訳］。ニーチェは『この人を見よ』で、「人間と時間を超えて六〇〇〇フィートの彼方」と記した［1980: 335 原文ドイツ語］。フェルナンド・ペソアは、『アルベルト・カエイロ』で「ぼくは刻々と生まれ変わるのを感じる／この世界の永遠の新しさに向かって」と歌った［1986: 204 原文ポルトガル語］。

彼らが特権的瞬間として記したものが、私には実感として理解できる。伝統的な神秘思想や宗教でも、怪しいオカルト（スピリチュアル系）でも語られる至高体験が、私には身近にある。だが、それは私が聖者や神秘家だからではない。発達障害者として脳の多様性を生きているからなのだ。至高体験は、透明化と一体になって起こることもある。ムージルは『特性のない男』で主人公がある島の海辺でそれを体験したことを物語っている。

表現しがたく運びさられる体験だったにもかかわらず、彼は風景に沈みこんだ。世界が彼の眼を超えてくるたびに、世界の内実が音もない波になって、彼に打ちよせた。彼は世界の心臓の内側へと踏みこんでいた。遠く離れたところにいる恋人への距離が、すぐそばの樹木までの距離と等しくなっていた。内部感情が空間を無視して諸事物を結びつけ、それは夢のなかで、ふたつの事物が混ざりあうことなく互いに通過できる様子に似ていた。内部感情はすべての関係を変えていた。この状態は、しかしながらほかの点で夢とは共通していなかった。それは澄みわたり、透明な思考に満ちていた。この状態のなかでは、原因、目的、肉体的欲望に依拠して動くものは何もなく、噴水が水盤に果てしなく落ちてゆくように、あらゆるものがつぎつぎと新しい輪を作って広がっていった［1978: 125 原文ドイツ語］。

受動的に運びさられたのに、能動的に沈みこむ。能動でも受動でもある、あるいは能動でも受動でもない中動態の体験だ。私も世界各地を旅行し、自然風景や人工物に感激したときに、自分が能動でも受動でもない、主体である自分がある過程の内部にある中動態に身を置いて、透明化の様式をとった感覚の変容を味わったことが何度もある。

おもしろいのは、中動態として起こる至高体験が、強い能動性を起爆させうることだ。ムージルは、右に引用した透明化の体験が小説の主人公にとって「非人称的なエネルギー・センター」「彼の悟りの状態の埋めこまれたダイナモ」になったと語っている［: 126 原文ドイツ語］。私もそうだ。至高体験自体は能動的なものではないが、それを抱えこんでいくと、強い能動性が生まれてくるのを感じた。ムージルが「非人称的な」と書くのは、エスの体感をよく知っていたからだろう。

若いころは、思わず体が炎や電磁波のような何かを帯びているように夢想したものだ。そのイメージは、少年時代に親しんだマンガ、車田正美の『聖闘士星矢』に登場する概念「小宇宙《コスモ》」や鳥山明の『ドラゴンボール』に登場する「超《スーパー》サイヤ人」の視覚的表現に由来する。いまでも、多くの少年マンガが踏襲している表現技法だ。これらの作品の登場人物は、敵の攻撃に耐えるという過程に飲みこまれ、そこから爆発的な反撃を開始する。

また、私は美内すずえのマンガ『ガラスの仮面』のことも好んで思いだす。この作品では、ドジで冴えない主人公の少女が演劇にのみ天才を発揮し、降神体験のようにして役柄に取りつかれるという場面がしばしば登場する。その際、炎が揺らめくような、水蒸気が立ちのぼるような視覚効果が用いられる。私たちはこの主人公、北島マヤが「いかにもＡＤＨＤだ」と語りあうのだが、この作品でも至高体験は強い能動性を導いている。

さらに、（マンガの話ばかりだが）吾峠呼《ごとうげこ》世晴《よはる》の『鬼滅の刃』。この作品のなかで、主人公たち鬼殺隊は鬼たちとの激闘のなかで、呼吸法と日輪刀を駆使しつつ極限まで自分を解放し、「透き通る世界」と呼ばれるものを体験する。この作者もまた中動態とそれが導く強い能動性に敏感な人なのだな、と私は感じた。多くのスポーツ選手も類似した体験をしているのではないか、と推測する。

【63】思いつめるな（めそめそモード）

過集中の体験は、しばしば比類ない深度あるいは高度に達する。そこで私の意識は突きつめられてしまい、人生はただ一度しかないという考えにいたる。私は、リルケが『ドゥイノの悲歌』で歌った詩を何度も思いだす。

一度だけ／どれもがわずか一度だ。一度しかなく、それ以上はない。私たちも／一度しかない。再度は、絶対にない。でもこの／一度でもあったということは、ただ一度だけであれ／たしかに地上にあったということは、反論の余地なしと思われる［1996: 227 原文ドイツ語］。

しかし、「一度だけ」という思いは、「一度しかないのに」というめそめそした感情にも火をつける。そのとき、私の脳裏ではよくエリック・シャレルのオペレッタ映画『会議は踊る』で歌われた「たった一度のこと」が演奏されている。宮崎駿のアニメ映画『風立ちぬ』でも挿入歌として採用された歌曲だ。

もう二度とは起こらない。／こんな素晴らしいこと、本当のはずがないわ。／まるで奇跡みたいに／楽園から黄金の光が降りそそいでくる。／たった一度のこと。／もう二度とは起こらない。／もしかしたら、ただの夢かもしれない。／人生は一度しかありえない。／もしかすると、明日はもう過去のことになっているかもしれない。／人生は一度しかない。／だって、春にも五月は一度しかないでしょう［2002: 47–52min. 原文ドイツ語］。

この曲が頭のなかに流れると、私は自分が〈めそめそモード〉に入っているなと気づき、それは疲労の蓄積を意味しているので、よく休養することにしている。

64 特権的瞬間が残す強烈な陰影

綾屋は視覚的刺激を受けすぎて感覚が飽和したときに、見ている光景の陰影のコントラストが極端になるという体験について語っている［2008: 64］。私にもそれが過集中のときに起こる。**つまり過集中とは感覚の飽和とほとんど同じことだ。**

次頁の写真は京都の大原、三千院近くの小さな川、律川にかかる未明橋で撮影し、加工したもの。私は写真を撮ると、このように濃淡が強く、全体が荒れているように加工するのを好む。というのも、普通に撮影した写真は私の体験した視覚と一致していないからだ。「こんなにあっさりした光景ではなかった」と感じ、私にとっての真正な写真を作るために、加工するのだ。

65 過剰適応

過集中の力は強く、擬態にも威力を発揮するが、反動も大きく、そのような擬態はほとんどの場合、最終的に悪い結果をもたらす。というのも過集中によって擬態すると、過剰適応と呼ばれる状況を引きおこしてしまうからだ。

私は過剰適応によって大学教員としての仕事をこなしてしまい、それによってさまざまな個人的失敗をしてしまった。私は人生から逃走している気分になり、ダンテ・アリギエーリの『神曲』をよ

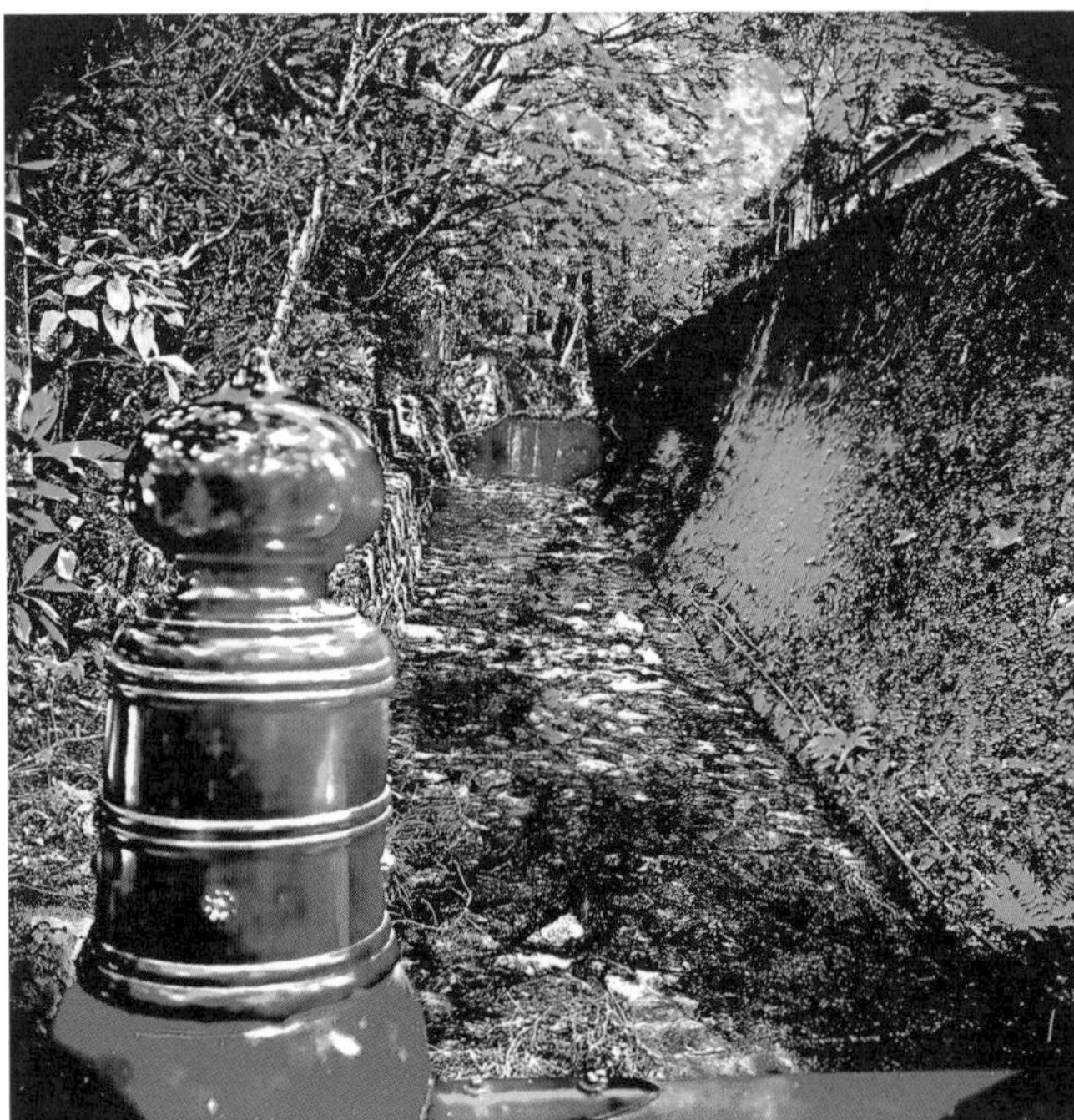

く思いだした。

息を切らせながら深海から海岸へと流れでた者が、恐ろしい海水を振りかえり、見つめるのと同じようにして、私の心は、私を逃亡者と感じながら、後ろを振りかえり、誰も生かして返すことがなかった険しい道を見つめた［1838: 2–3 原文イタリア語］。

66 小さな過集中と大きな過集中

過集中による過剰適応の失敗について当事者研究を重ねているうちに、私はひとつのライフハックを見いだした。それは過集中を二種類に分けるという方法だ。

チクセントミハイはフローを、浅く頻繁な「マイクロ・フロー」と深く稀有な「ディープ・フロー」に区別している［2000: 33］。これにならって、過集中を日常的な、それなくしては日々の生活に支障が出る〈小さな過集中〉と、強力なパフォーマンスを叩きだす〈大きな過集中〉に大別する。小さな過集中は恒常的でふだん使いをして良いものだが、大きな過集中は決して抜いてはならない伝家の宝刀として、温存しつづける。「いざというときには、あれを使えば」と思って生活していると、心に余裕も出てくる。

とはいえ、私は気を抜くとすぐに大きな過集中に陥ってしまう。継続的な作業をおこなうときは、時間をおいて小休憩を入れることを心がけている。タイマーを使うことは有効だ。交互に温水浴と冷水浴をおこなうことにも効果がある。自分を強制的にリセットするのだ。

67 地獄行きのタイムマシン

私たちは時間跳躍者、タイムトラベラーだ。というのも、私たちは侵入的想起（いわゆるフラッシュバック）を頻繁に体験しているからだ。綾屋は、これを「必ずしもトラウマと結びついた記憶ではないが、情報処理しきれずに飽和してしまった鮮明な記憶が次々に再生される現象」と説明する［2018: 88］。

綾屋が説明するように、「旅行で新しいところに行くというような、多くの見慣れない刺激に触れた際」には、「車窓からの風景が一枚の写真のように、バンッとふいに再現されたり、お弁当を買った売店のおばちゃんの表情やおつりを渡すときの手つき、昼食をとった店の食卓にあった調味料の配置、天井にあった電灯の形まで、時間軸はバラバラでパッパッと映像が出現しつづけたりする」［: 88］。

あるいは「一日の喧騒が終わり、落ち着いて休むころになると、次々と素早く切り替えて映し出されるスライドショーのように、その日に会話した人の表情が写真記憶としてパッパッと次々に頭の中に現れる」ことがあり、それも「時間軸はバラバラ」になっている［: 89］。

東田は「過去のできごとについては、昨日のことも一年前のことも、僕の中ではあまり変わりがありません」と語る［2010: 98］。彼が言うには、「よくは分かりませんが、みんなの記憶は、たぶん線のように続いていています。けれども、僕の記憶は点の集まりで、僕はいつもその点を拾い集めながら、記憶をたどっているのです」[2007: 16]。

ウィリーも似たことを述べている。「私の歴史は　点で記憶されている／保存された静止画像夜明けに見つけた朝顔のように／小さく簡素だが、精緻でリアル。／この瞬間の積み重ねが私、過去の点がそろって初めて私。／私は時を次々と再生して観る　集まれば私という人となる時たちを」[2002: 106]。

私も綾屋や東田やウィリーのような記憶の在り方を共有している。この現象を日本で有名にした杉山登志郎は、蘇ってくる記憶の迫真性を重視して、「タイムスリップ現象」という名称を使っている。彼は、この現象を体験するＡＳＤ児の臨床上の特徴を「もともと優れた記憶能力をもつ、知的に高い、しかし不安定な自閉症の症例にしばしば見られる現象である」こと、「感情的な体験が引き金となり、過去の同様の体験が想起される」こと、「その過去の体験をあたかも現在の、もしくはつい最近の体験であるかのように扱う」こと、「その記憶体験は、普通児において一般に想起することができない年齢のものまで含まれ、また、患者の言語開始前後の年齢まで遡ることがある」ことと要約している[2011: 47]。

なぜタイムスリップ現象が起こるのかについて、杉山は自己意識の成立が不充分なために「自己の歴史性」が不成立な状態がもたらされ、歴史性の流れの成立しない体験世界で「現在の体験のみならず、未来の事象も過去の事象も心理的な距離を失い、現在に侵入するかたちで体験されるのであろう」[: 61]と説明する。杉山によると、ＰＴＳＤ（心的外傷後ストレス障害）の場合には「繰り返し想起され、徐々にその苦痛が治まり、心理的な距離が保たれる」のに対して、ＡＳＤ児の場合には、「ある日突然に遥かな記憶が呼び覚まされることが多い」[: 53]。

この現象のつらさを、綾屋は「自分でコントロールすることができず、次から次へとスナップショットが脳裏に吐き出される感じは、気分が悪くて嘔吐が止まらない感覚や、泣きすぎて嗚咽が止まらない感覚とよく似ている」[2008: 90]と表現する。東田は、「僕たちが困っているのは、このバラバラの記憶がついさっき起こったことのように、頭の中で再現されることです。再現されると、突然の嵐のようにその時の気持ちが思い出されます」と述べる[2007: 52]。

いずれも大いに共感する。ただし、彼らの語るフラッシュバックが必ずしもトラウマと関係していないのに対して、私の場合はトラウマにまみれている。

ASDに関連したものではなく、PTSDの普通の意味でのフラッシュバックを、上岡陽江と大島栄子は『ドラえもん』に登場する遠隔空間の移動のための道具を重ねあわせて「どこでもドア」と呼んでいる[2010: 172]。この現象に関して、「どこでもドア」の空間移動よりは時間移動の比喩が適切だと考えられること、また私に関しては悪夢的な記憶が多数を占めることから、私は自分のフラッシュバックを〈地獄行きのタイムマシン〉と呼んでいる。

おそらくASDの特性にPTSDに似た症状が合併しているために、私は何十年ものあいだ毎日、ひっきりなしに地獄行きのタイムマシンに乗せられてきた。PTSDに似た症状と書いたのは、本当にPTSDと呼んで良いのかどうか判然としないからだ。発達障害に、ジュディス・ハーマンの言う複雑性PTSD、あるいはベッセル・ヴァン・デア・コークの言う発達性トラウマ障害が交差しているのかもしれない[杉山2019: 15–16, 33]。

DSM-5には、「実際にまたは危うく死ぬ、重症を負う、性的暴力を受ける出来事」を「直接体験する」、他人が体験しているのを「直に目撃する」、近親者や親しい友人に起こったことを「耳にする」、あるいはその「強い不快感をいだく細部に、繰り返しまたは極端に暴露される体験をする」ことがＰＴＳＤの診断基準として挙がっている［APA: 269］。私の体験は、そのようなことに比べれば、ずいぶんと「ぬるい」かもしれない。それについて次項で書こう。

68 少年期の宗教体験

子どものころ、父は自宅に帰ってこなくなり、私は思春期まで父親と接したことがほとんどなかった。母は心の隙間を埋めてくれるカルト宗教に籠絡《ろうらく》された。この宗教はキリスト教のプロテスタントを独自に変形させた新興宗教だった。

この宗教団体は一九六四年以降、子どもを肉体的暴力によって洗脳するという残忍な布教を開始した。彼らは考えた。「悪いことをした子供の心の中にはサタンが宿っています。子供の心の中からサタンを追い出すために、ムチを使ってサタンを追い出しなさい。これはエホバ神のご意志です」［大下 2005: 128］。彼らは勧めた。「子供が悪いことをした場合は、聖書に基づいて、子供が納得するまで時間をかけてよく言い聞かせ、子供が罪を認めたならば、椅子にひざまずかせて、自発的に子供にパンツを下ろさせて、親は皮のベルトで力一杯お尻を二〇回叩いてください。そして叩き終わった後、必ず子供を力一杯抱きしめてください。この場合のムチとは女性用のウェストベルトのことです」［: 128］。

私の少年時代は、上のような教えが布告された二〇年以上のちの一九八〇年代にあり、母による強制によって、私はこの宗教による洗脳を受けた。大下勇治は説明している。

「一九八〇年代になってからはムチのルールが変わり、私がいた一九七〇年代のムチの二〇発制限がいつのまにか解除されて一回のムチは百発以上となり、聖書で子供に納得させるのもうやむやとなって、お説教の後に一方的にムチになり、ムチの種類も、竹のものさしとか、足踏み式ミシンの皮ベルト、女性用のウェストベルト、男性用の細いベルトのみ使用OKだったのが、水道ホース、ガスホース、布団叩き、木のハンガー、樫の棒、アクリル棒、ステンレス製の靴べら、電気コード、自動車牽引用ワイヤー、鉄製チェーンなど、ありとあらゆる物がムチとして使用OKとなります。さらにげんこつで顔を殴りつけるのもOKとなり、逆さ吊りにして風呂の水の中に長時間浸けたり、頭から水をかけて素っ裸で寒空の中に長時間立たせるのもOKとなって行きます」[: 153–154]。

一九九三年には、このような体罰の結果として、子どもが実の親に殺された事例が発覚し、マスメディアによって報じられた。

69 絶望

私は長年、自分が発達障害者だと気づかなかった。京都大学の大学院に通い、博士課程から日本学術振興会の特別研究員に採用されて受給し、私の分野では四十代でも就職できない人がいたのに、二十代で就職することができた。実際には能力の凸凹が激しく、小学校から高校まで通知表は「1」から「5」まですべてそろっていたのに、得意な科目は学年で一位を取ったりしたため、「変人」ということで済まされてきた。

日本でASD者の自伝が刊行されはじめたのは、私が十代だった一九九〇年代の前半、発達障害者支援法が施行されたのは私が大学院生だった二〇〇五年だ。だが、文学と芸術や人文系の学問に夢中だった私の周囲を、それらの動きは虚しい微風のように通過していった。

京都大学の大学院は、誇張して言えば変人ばかりだ。実際には、私以上の変人は周囲にそうそういなかったが、私は、ここは自分みたいな人間がたくさんいる場所なのだと考え、己に対して懐疑の眼を向けることがなかった。当時、「アスペルガー」という言葉がちょっとした流行になり、罵倒語の「アスペ」は「空気が読めないイタい人」だということを知っていたが、「京大はアスペが基本やから」という周囲の言説を受容し、アスペルガー症候群が具体的にどのようなことを意味しているかを調べることなく、自分が「障害者」だと察知できなかった。

私のこだわり行動や多動は、多くの人に注目されてきた。成長してからも、体全体をガタガタ振動させて、「オレが知ってる貧乏ゆすりの規模を更新しやがった」と驚かれたり、衝動的に動きまくって「めっちゃイノシシやな」とツッコミを受けたりした。子どものころははるかにひどく、いつもバタバタしていて、ドジでおっちょこちょい。自分の言いたいことだけをしゃべり、友達に無遠慮なことを言う。顔をひくひくさせるチックがあり、不適切な場所で歩きまわりながら物を食べたり人前で鼻をほじるのをやめられなかった。

おそらく母は私を矯正しようとして宗教にのめりこんだという面もあるだろう。集会に行き、じっと座って聖書を読む。母親の意に沿わぬことをしたら、母は獣のように狂乱した。何時間も正座させられ、教団の教義に背いたことについて自己批判を強要され、その上でゴムホースによる処刑が執行され、母親は私を抱きしめてくる。

私に深刻な心の傷を残したのは、暴力よりも抱きしめられることだった。教団は親に対して、「叩き終わった後、必ず子供を力一杯抱きしめてください」と伝えていた。大下は指摘する。「暴力を振るった後に愛情を示すのは、ドメスティック・バイオレンスの夫が、妻を殴った後に愛情を示すのと同じやり方です」「これにより子供は強度の依存症になり、親と宗教から逃げられなくなります」[2005: 157]。

自分の体験と成長過程を振りかえると、私にはこの指摘はきわめて妥当に思われる。抱きしめられるたびに得た感覚を、私は長年にわたって言語化できなかった。それは医療や福祉の用語が、文学と芸術を愛する私にとって、遠い世界に属するものだったからだ。だが、**いまでは私はあの感覚を適切に表現できる**。「**解離**」**だ**。私は抱きしめられるたびに、消えてなくなりたいと願い、家に帰ってこない父のことも荒れくるう母のことも死ぬまで絶対に許したくないと感じた。残念なことに、いまでもその感情を整理できない。

教団の年少の少年と親しく交流したとき、私はその少年の兄の存在を不注意から無視してしまった。帰宅後、喚きながら荒れくるった母は、冬の夜だというのに私をベランダに追いやり、何時間も家に入れてもらえなかった、私は自分のしたことの悪意のなさと事態の深刻さとのギャップに戸惑い、絶望的な思いのなかで母を呪った。あのとき私は、私の人生で最大の解離を体験した。

弟がトイレに閉じこめられ、泣きじゃくったことがあった。あまりに激しく泣いているのに違和感を抱いた母がトイレを開けると、扉に指が挟まれ、爪が何枚も剝がれて血が流れていた。あのときも私は強烈に解離した。

ゴムホースで尻を気絶するほど叩かれ、抱きしめられ、冬の空に凍え、弟の爪が血を噴きだす。集会や自宅での「聖書研究」の時間に、こだわり行動や多動を抑えながら、喘ぎながら我慢する。そうした残酷な日々が何年も続いた。それは永遠のように感じられた。小学生の私は毎晩、眼を閉じて「いつか終わる。いつか終わる」と自分に呪文をかけるようにしながら、眠りについていた。

暗黒の日々が終わったあとも、かつてのいくつもの光景が私の脳裏に何万回も甦ってきては、私の心を砕きつづけた。

私のフラッシュバックは、SSRI（選択的セロトニン再取り込み阻害薬）のセルトラリンを服用することで、かなり緩和した。しかし、**私はいまでも毎日何度も地獄行きのタイムマシンに乗せられる**。ちょっとした憂鬱な出来事、子どものころの記憶をくすぐる体験がトリガーになる。

私の脳裏を、宗教団体の教義と、宗教の名のもとにおこなわれた暴力の思い出が掠《かす》めてゆく。洗脳を解くために学んだ伝統的な諸宗教の教義、大小さまざまの人生のつらい体験、早くに死んでいった身近な人たちについての記憶が混じりあう。私の内部から落胆、憎悪、恥辱、苦悩、混乱が湧きあがり、全身を苛《さいな》む。悪夢の氾濫する河を泳いでいくこと。それが私の基本的な、自分の人生に抱くイメージだ。

70 アダルトチルドレン

アダルトチルドレン（ACと略される）という語は、いまでも誤解されやすい。その語感から「おとなになりきれない未熟な人」という意味だと思わせてしまうのだ。アダルトチルドレンは、原語では〈Adult children of disfunctional families〉、つまり「機能不全家族で子ども時代を過ごし成長した人」だ。そのようなわけで、私はひとりのアダルトチャイルド（アダルトチルドレンの単数形）ということになる。

アダルトチルドレンを対象とした世界最大の自助グループ、ACA（アダルト・チルドレン・アノニマス）は、私たちの典型的問題のひとつを、「見捨てられることを怖れ、見捨てられる痛みの感情を経験しないですむように、人との関係が切れないようにするためになら、どんなことでもしようとするほどだ」と指摘している［2015: 3］。機能不全家族で育ったことで、自尊感情が充分にはぐくまれず、そのような見捨てられ不安を抱いてしまう。

私には、とてもこの不安が大きい。この不安ゆえに、私の透明化も起こりやすいのではないかと感じる。心の問題が身体感覚をもろくしてしまうのだ。

一二　依存症

71 嗜癖に囚われる

ＡＤＨＤ者には快楽に誘惑されやすい傾向があると、よく話題になる。米国の調査によると、ＡＤＨＤ者の一五・二％がアルコール依存を含めた物質使用障害に陥っている［岩波 2015: 88］。別の調査ではＡＤＨＤ者の五〇％以上が、アルコール依存と薬物依存の問題を抱え、これは一般集団の二倍になるという［: 60］。

嗜癖（アディクション）に耽溺しやすいというＡＤＨＤ者の傾向は、身体および脳の多動によって、ストレスが通常よりも大きいということに関係しているのではないだろうか。社会は私たち少数派の脆弱性を本格的に顧慮して設計されていないから、社会のさまざまな場面が私たちには障害になる。私生活でも労働生活でも、定型発達者より容易にストレスが積みあがっていく。その削減のために、依存症が発生する。

実際、現在では発達障害者の依存症への傾向性が、当事者による自己治療仮説、つまり自分で自分を癒すために誤った方法をとっているという考え方のもとに、理解されるようになってきている［依存症対策全国センター 2020］。

72 過食

私には過食傾向がある。単に食いしん坊だからとも言えるが、それはおいしさの追体験への

ＡＳＤ的こだわりと見ることもできる。さらに、それはストレスを削減するための依存症だと考えれば、理由づけの整合性が高まる。私はよく想像した。飲食物は体内で消化され、栄養や排泄物になるが、好きな飲食物を取りこめば体を「浄化」することができる、心を通じて周囲からの汚泥を全身に取りこんでしまった、不潔に汚染された自分の状態を抜けられるのだと。

ウィリアムズも子ども時代について書いている。

「わたしは色のついたガラスも大好きだった。輝くように透き通るゼリーは、色ガラスによく似ている。だからわたしはゼリーが好きだった。また、他の子たちと同じように、わたしも砂や花や草やプラスチックのかけらなどを口に入れた。他の子たちと違っていたのは、十三歳になってもまだ、花や草や樹の皮やプラスチックを口に入れていたことだ。これも、夢の中のきらめきに入っていこうとしていたのと同じことだった。わたしは何かを好きになると、心が吸い寄せられるように魅了されて、そのままその物と一体になってしまいたくなる。人間にはなじめないというのに、物ならば、自分の一部のようにまでしてしまうのが、うれしくてしかたない」［1993: 21］。

ウィリアムズのこの体験と心情は、私のものと同一だ。

過食は私に軽度の肥満をもたらし、疲れやすい傾向を促進した。私はパブロ・ネルーダの詩「スプーンへのオード」を読んだときに、暗澹として内省した。

スプーン／人間の手が作った／最古の／盆地　いまでも／金属や樹木でできた／おまえの形のなかに／原始的な手のひらの／型が見える／そこでは／水が／爽やかさを／野生の／血が／火と狩猟の／動悸を／運んでいた［1973: 442 原文スペイン語］。

食事は水と野生の血を私にもたらす、水は植物で血は動物だ、私は自閉かつ多動の「生きたスプーン」として、自分自身に動物や植物を過剰に投入しつづけたのだと思った。ＡＳＤ者らしい想像の過剰かもしれないが、この詩を読むたびに、それが私には過食の詩に感じられてくるのだ。

73 アルコール依存

私は若いころからずっと毎日飲酒していた。年齢があがるにつれて、毎晩泥酔するまで飲むという習慣を作ってしまった。飲酒は、キマイラ現象や地獄行きのタイムマシンを緩和させるために、顕著に有効だった。

だが私はまさに、トラウマが嗜癖を刺激し、嗜癖がトラウマを刺激する「下降スパイラル」［ナジャヴィッツ 2020: 145］のなかにあった。というのも、酒を飲めば一時的にはキマイラ現象や地獄行きのタイムマシンは緩和されるのだが、飲む量が異常に多く、睡眠障害を引きおこしてしまったのだ。そうして精神的安定は崩れ、かつて以上にキマイラ現象や地獄行きのタイムマシンに苛まれることになった。そして、それを制御するためにまた飲むという悪循環が発生した。

私は福祉の支援者たちから、アルコール依存の治療をおこなうほうが良いという助言を受けた。深刻なアルコール依存に至る前に、早い段階で自分を立てなおすことができたことは幸いだった。しかし、それには試行錯誤の過程を必要とした。というのも、依存症にはいまなお根本的な治療薬がなく、問題を抱えた場合は主治医に効果の限定的な薬をもらい、カウンセリングなどを受けるとともに、自助グループの利用が重要になってくるのだ。それは私にとって、初めての自助グループ体験だった。

　私が利用した自助グループはアルコホーリクス・アノニマス（アルコール依存症者の匿名会、いわゆる「ＡＡ」）だった。断酒会という選択肢もあったが、そちらの体育会的な体質は私の気質にまったく向いていなかった。だがＡＡにも困難があった。ＡＡでは「神」や「ハイヤーパワー」と呼ばれるものを信仰することが鍵になる。実態を知らないと怪しげに見えるのだが、「自分なりに理解しているものとしての神に、お望みのままに自分を使って行動してくださいと、神に自分自身を謙虚に捧げた」状態に身を置くことが求められる［AA 2001: 19］。ＡＡのこの宗教的雰囲気が嫌いで、会合に行かなくなる人もいる。

　これはどのような仕組みなのだろうか。熊谷は「依存症のただなかにいる人は、反中動態的な生き方をしているのではないか、依存症状態から中動態的な世界に移行することが、依存症からのリカバリー（回復）ということなのではないか」と述べているが［國分／熊谷 2020: 310］、私の考え方はやや異なる。

　私は意志が物質や行動に飲みこまれてしまう依存症とは、主体が依存の過程の内部を生きるという、それ自体が中動態の病理だと思う。その状態で無為に能動的に脱けだそうとしているという点では、熊谷の見解に賛成だ。そこで依存症者は、なんでも良いから超越的存在者を想定し、それに飲みこまれなおせば良い。主体が信仰の過程の内部を生きるようにして、依存の対象を嗜癖から神あるいはハイヤーパワーに転移させることで、つまり**ある中動態から別の中動態へと乗りうつることで、依存症を脱出することができる**。

　すでに述べたように（【62】を参照）、中動態の体験は、爆発的な能動性を喚起する。だから中動態の状態にある依存症者は能動的にアルコールを飲み、能動的にそこから脱出しようとあがく。彼らの嗜癖依存を超越的存在者への信仰に差しかえることができれば、彼らは能動的な信仰心を爆発させ、依存症の克服へと進む。

ＡＡを利用した回復とそれ以外の回復方法を比較すると、後者での成功率は一五〜二五％なのに対して、前者では二二〜三七％だという報告がある［Frakt 2020］。運営のために小額を献金できる場合のみ献金する、必要と判断した場合に関連書籍を購入するということのほかには費用がかからないから、この数字は立派なものと言えるだろう。

ＡＡでいう「神」は「好みの観念で、自分にとって意味のあるものなら何を選んでもよい」ため、不可知論者や無神論者であっても有効だと説明される［AA 2001: 93］。だから仏を信じても良いし宇宙の永遠を信じても良い。しかし、その用語や雰囲気などはキリスト教を基礎にしている。そこで、キリスト教を基礎にした新興宗教の教団に属していた私にとって、ＡＡの会合は少年時代の宗教体験をフラッシュバックさせるトリガーだらけということになった。

私はＡＡの価値を認めながらも、会合に行くのをやめた。ＡＡの代わりに私を癒したのは、当事者研究だった。当事者研究の思想的源流のひとつはＡＡだが［向谷地 2020］、宗教的な要素は取りいれられていない。

74 自傷行為

不適切な場面でも鼻の穴をほじることとは、長年の私のこだわり行動だった。もしかすると、それはチックに似ていたかもしれない。いまでもストレスが増大すると、私は鼻の穴をほじってしまう。

しかし、それはこだわり行動なのか、一種の自傷行為なのか区別がつきにくい。というのも私は過剰に、鼻血が出るまでほじってしまうのだ。

私の鼻の粘膜は弱く（もともとそうなのか、鼻の穴をほじる習慣によるものなのかは分からない）、たやすく鼻血を噴きだす。しかも困ったことに、私は脳動脈瘤の手術をした経験からバイアスピリン〈抗血栓薬。「血液をサラサラにする薬」などと呼ばれる〉を服用しており、鼻血がなかなか止まらない。ひどいときには一時間半以上も出血しつづけるので、大いに後悔する。それなのに、ストレスが溜まるとどうしても鼻の穴をほじらずにはいられない。血が出るたびに意識の覚醒度が上がり、〈水中世界〉の濃度が下がる。

発達界隈の仲間には、ストレスが多い生活が続いたり、急に大きなストレスに抑圧されたりした結果、自傷行為をおこなうという者がたくさんいる。頭を何度も壁に打ちつける、洗剤の溶液を一気に飲みほして病院に運ばれる、ふだんは伸ばし放題の脇毛や陰毛をていねいに剃りあげるなどの挙動に出る者もいる。動物園の生き物などもストレスが大きいと自傷行為や食糞に走ることがあるが、私たちもそのようにして自分たちの動物性を現す。

自傷行為は現在では嗜癖の一種、自己治療の試みとして理解されている［ターナー 2009: 26–54］。自傷行為によって覚醒度を上げ、不安感を払拭することができるからだ。もちろん、その自己治療は誤った仕方でなされているのだが。

一三　トラウマケア

75　こだわり行動が癒す

地獄行きのタイムマシンが起動したときに、そこからどうやって下車するか。私は自分自身を被験者として、その方法を長年探究してきた。

ＡＳＤ者にとってもっとも基本的なやり方は、こだわり行動に身を任せるというものだ。私にとって安全で簡便なのは、寝転って全身でガクガク貧乏ゆすりをすることだ。そうしていると、**地獄行きのタイムマシンはエンストを起こすことがある**。

そのように考えれば、こだわり行動はそもそもフラッシュバックを停止させるためにおこなわれるという、ひとつの内的整合性を備えているのかもしれない。

76　マイルールに支えられる

ＡＳＤ者は規則性を愛好する。東田は、電車の時刻表やカレンダーの暗記を楽しいと説明し、「時刻表やカレンダーは誰が見ても同じだし、決まったルールの中で表されているのが分かりやすいのです」[2007: 104]と述べている。ニキは、ＡＳＤ者には「世間一般には通じない、私だけの「俺ルール」」[2005: 35]があると語っている。たとえば「贈り物とは、ピンク色のリボンがついているもの」と信じた場合、私たちはそれを墨守する[: 58–62]。

このようなマイルールはトラウマケアとして機能する。青系統の色を好む私は、自分の持ち物は一定以上の割合で青系統にしている。何かを書くときも、水色や群青色のペンを使ったり、あるいは画面上で複数の青系統の色を使いわけて書いていき、最後に黒に統一したりする。そのようにすることで、自分自身の安定度が向上する。**地獄行きのタイムマシンが静止してくれるのだ。**

【77】光と音が救う

蛍光色を浴びることは、トラウマケアをもたらす。逆説的に聞こえるかもしれないが、ASD者は、蛍光色に催眠効果を感じる傾向がある。おそらく感覚過敏が理由で、まばゆい明かりに疲れやすく、それで眠りに誘われるのだろう。

ジャクソンは書いている。「光る物が好きなのは小さいころからで、自分の部屋にはいろんな照明器具をいっぱい置いてるよ。ラヴァランプっていう、中にいろんな色の透明の液体が入ってて、比重の差でゆらゆら動くやつでしょ。ディスコの照明に使うような回るライトでしょ、UFOみたいなやつでしょ、それにマジック・マッシュルーム（あ、ドラッグ関係のことを心配する人がいるといけないから解説しとくけど、これは幻覚キノコじゃないよ。表面に小さなライトがいっぱいくっついた、丸いキノコみたいな電気スタンドだよ）でしょ。この手の灯りって、なんか催眠効果に似たものがあって、とにかく気持ちが落ちつくんだよ」［2005: 97］。

私も蛍光色にはすぐに陶酔を誘われる。次頁の写真は、陶酔しながら撮影し、陶酔を反芻しながら加工した大阪新世界の通天閣だ。眠たくなる感覚が、トラウマを優しくケアするように感じる。

とはいえ日中から眠くなると、それはむしろストレスになることもある。ウィリアムズは大学生活の始まりをつぎのように描写している。「教室に行くなり、わたしは度肝を抜かれた。なんと巨

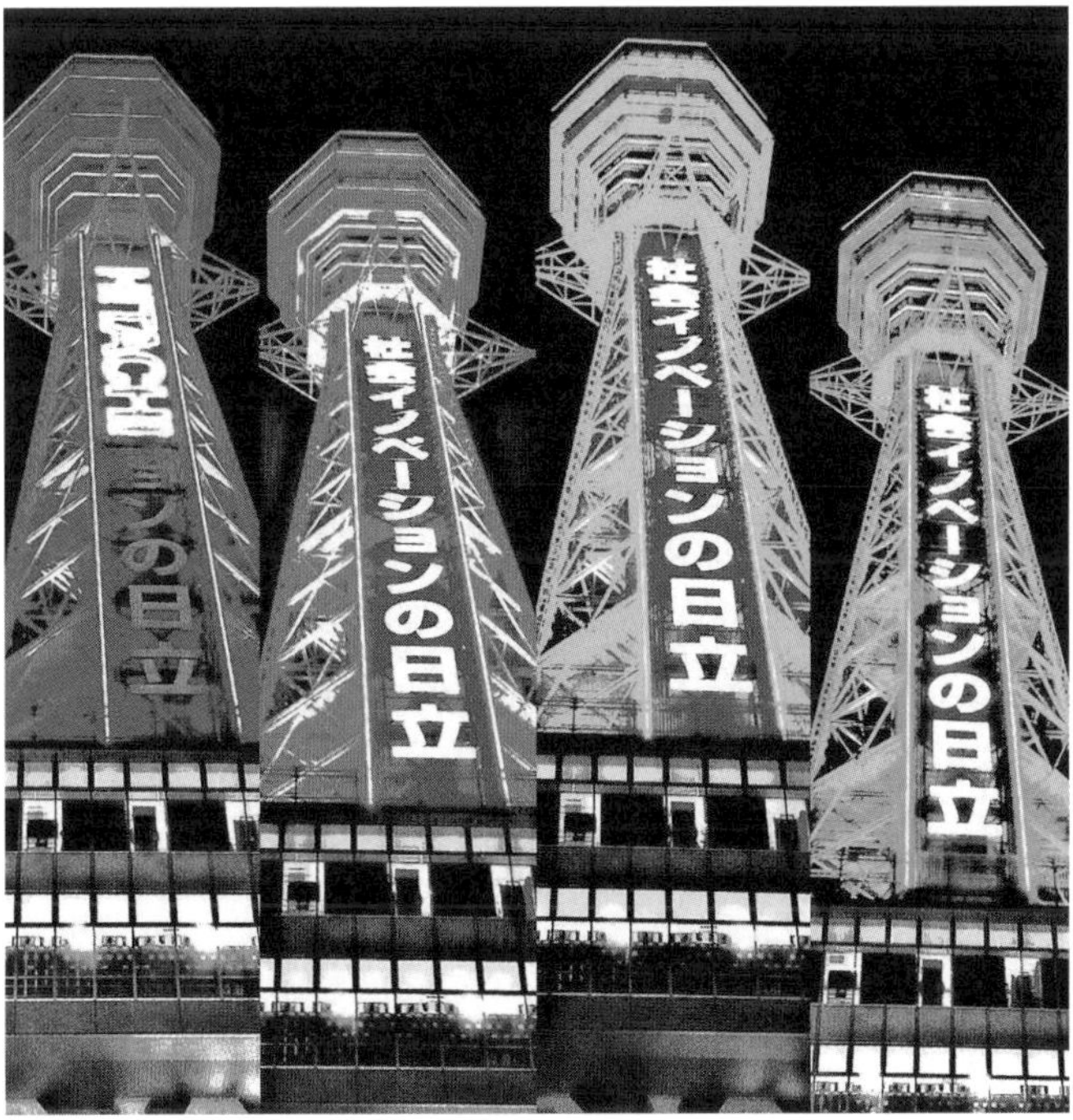
社会イノベーションの日立
社会イノベーションの日立
社会イノベーションの日立

大な部屋、なんと大きな壁、なんとたくさんの人、なんとまぶしい蛍光灯。わたしは教室に行くたびに、蛍光灯を消して歩いた。蛍光灯がついていると、なぜか眠くなってしまうのだ」〔1993: 171〕。蛍光灯に癒されるのは、できれば夜が良いだろう。

優しい音もトラウマケアになる。綾屋は石川賢治の月光写真展を訪れたときに、「写真のなかへ溶けていく」感覚を得たという。「薄暗い青い光。虫の声。自分が森のなかで暮らす野生動物であるかのような気分になってくる。遠くで他の動物が歩き、カサカサと葉が擦れ、枯れ枝がパキッと折れる音も聞こえてきそうだ。全身が耳。あらゆる気配が耳で感受する」〔2008: 179〕。ひっそりとかすかに音が聞こえてくるような空間が、とても心地よくなる。

だが、それと矛盾するようだが、私は爆音によっても癒される。爆音の音楽を好む定型発達者はめずらしくないが、聴覚過敏があるＡＳＤ者にはなじみにくい。**爆音で音楽を聴き、自分の感覚を飽和させることで、地獄行きのタイムマシンを食いとめるのだ**。

私はよくイヤフォンをして大音量で音楽を聴いている。子どものころから現在にいたるまで、アニメや特撮番組の主題歌など（いわゆるアニソン）をよく聴いてきた。それらの番組を見るのは大好きとは言えないのだが、それらの曲にはとてもなじむ。思春期のころには、自分よりも年上の世代の昭和歌謡を好むようになり、二十代にはサイケデリック・ロックやアシッド・フォーク、ミニマル・ミュージック、民族音楽などの熱心な収集家になった。三十代の一時期、海外旅行でナイトクラブに行くことがあり、ＥＤＭの特にバウンス系を好んだこともある。

私はなぜこれらの音楽を好んできたのだろうか。

まず、これらの音楽ジャンルで私が好む曲を思い出していくと、強迫的なまでの反復性が目立っている。それは私がこだわり行動に心地よさを感じることにつながっているだろう。それらの曲を聴くことで、こだわり行動を昇華させている。また、私は転調のある曲を好む。これは私の精神および身体の不安定さに重なりあうからだろう。親近性を感じるのだ。そして、私が気に入る楽曲はどこかしらグロテスクで、しかし非常に美しい印象があるものばかりだ。それらは洗練させたトラウマと言って良いもので、私自身のトラウマを吸いだしてくれる。

自分でも音楽を作曲できたり、演奏できたりしたら良いなと思うが、発達性協調運動症のせいか、それとは無関係の現象か分からないが、音に関しても私のバランス感覚は、もろい。楽器はカスタネットかトライアングルくらいしか演奏できないし、歌もしばしば音痴と笑われてしまう。

ブラウンズが木製のリコーダーでテレマンのデュエットを演奏して陶酔するときの描写を、私はうらやましく感じる。「突然、なにかが開いた。音が、いつもよりもいっぱいに響き渡った。音は、音の硬さを失い、まるで雲のクリームみたいにふわふわになった」[2005: 198]。こんな体験を私もしてみたいものだ。

音楽に関するまともな知識を持たないのに、私の趣味の中心にあるのは音楽だと感じる。文学作品を読んでいても、「これは音楽だな」と実感するものでないと、なかなか好きになれない。正確に言えば、非音楽的と感じる文学作品に興味を持てないと言うべきか。その理由は簡単。音楽的と感じる文章にも、私は癒されるからだ。

十代後半の私には、その意味でトーマス・マンの『魔の山』が特別な位置づけにあった。マンはこの作品をリヒャルト・ヴァーグナーの楽劇に似るようにと意識して執筆した。三十代には村上春樹の長編小説がそのような位置づけを得た。村上は、自分の小説の書き方を既存の文学からではなく音楽から学んだと語る〔小澤／村上 2011: 129〕。

私にとってヴァーグナーの音楽はほとんど趣味でなく、村上が好む音楽（米国のジャズ、英米のロックとポップス、ヨーロッパのクラシック）のなかにも、好みから掛け離れた曲はある。しかし彼らが小説を書くとき、音楽的な印象がうねりを作りだし、同じような言葉づかいが反復されたり強迫的に展開されたりする。それが私から、私のトラウマを攫《さら》っていってくれるのだ。

78 自力救済としての収集

私の人生は、つねに何かを夢中で収集し、整理することに彩られてきた。そのために費やした金銭、時間、労力がまったく惜しくないと言えば嘘になる。私の仲間たちもよく自分の収集癖について語るから、収集はＡＳＤのシステム化の傾向と連動していると思われる。**私たちは収集活動を通じて、安全な仕方でマイルールを満足させているのだ。**

ＡＳＤの診断基準の例として、おもちゃを一列に並べることが挙げられている〔APA: 49〕。ＡＳＤ児は、しばしば平面にオブジェをびっしり規則的に敷きつめて、曼陀羅《まんだら》のようなものを作りあげてしまう〔村上 2008: 117〕。

私も一時期、自分の収集物を自分なりの規則に沿って並べて撮影する遊びに夢中になった（次頁の写真を参照）。右に述べたＡＳＤ者のシステム化やマイルールの明瞭な現れと言って良いだろう。ちなみに、私がこのように物を並べる遊びにのめりこんでいたのは、ＡＳＤ／ＡＤＨＤと診断を受ける前、自分がその当事者だとは思いもよらないころのことだ。

知識の収集にも、物の収集と同じような快感があった。私が十代だった時期はインターネット黎

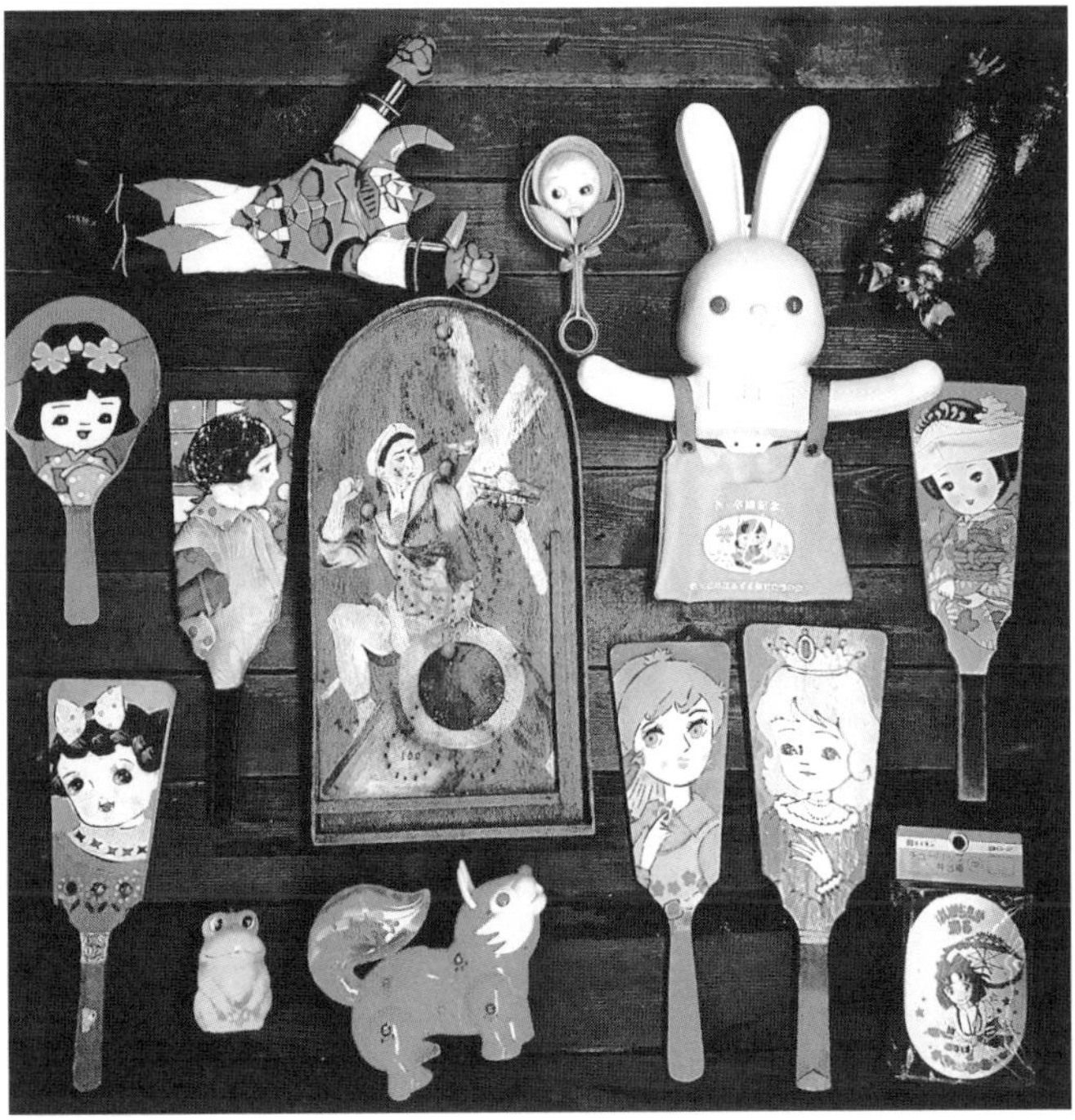

明期に属し、現在ほど情報化が進んでいなかったため、刺激的な蘊蓄《うんちく》を収集することが魅力的に感じられ、私は「雑学の王様」になることを目指して生きていた。日本にウィキペディアが進出したころ、多くの新規項目を立項し、「情報の民主化に貢献している」と考えた。

ウィキペディアがすっかり一般的になった三十代には、私は自分の雑学がそれ自体では価値を失っていると感じ、そのため語学能力を鍛え、海外経験を積むことで自己形成のやり直しを図ろうとした。だが、インターネット上の機械翻訳の精度が飛躍的に向上していくのを見るにつれ、また海外で実際に得た体験も多くがそれほど稀有なものではないと実感するようになるにつれて、語学能力や海外経験をあまりに評価しすぎる傾向から解放された。

私とその仲間たちは、多くの場合、ごく狭い領域の物事に熱中する。ブラウンズは学校時代に、歴史や地理に熱中したことを思いかえしている［2005: 311–314］。シモンは、女性のＡＳＤ者が、たとえば一九四〇年から一九四五年のあいだに作られた飛行機エンジン全種、石灰岩の洞窟の構造、野球選手の打率、道路にある車の名などに夢中になると述べている［2011: 29］。知識の収集癖に関して、男性と女性のＡＳＤ者のあいだで大きな違いはなさそうだ。

自分が好きなものの些事《さじ》とも言える蘊蓄をあさりまくる者もめずらしくない。ホールは語る。「ぼくは円周率にものすごく興味がある。だれも正確な数値を見つけたことがないから。ぼくは、円周率について何でも書いてある本を読んだ。円周率は永遠に続くものだと思われている。無限大のひとつの例なんだ。おおぜいの人たちが何千年も調べてきた。今のところ、五一〇億桁までわかってる。円周率の、小数第百万位の数字は一。きみは知らなかったでしょ！」［2001: 67］。

特に、フリスが紹介するあるＡＳＤ者の回想は、私に自分の趣味の変遷を思いださせる。「一一歳から一八歳の間は、数学に興味があり、それは実際極めて強いものでした。四歳半からおよそ一三歳までは、ルパートベアに大変関心をもっていました。およそ七歳から一三歳までは、天文学にとても興味がありました。この数年間は、外国語を学ぶことにとても関心をもってきました」〔2012: 123〕。

ルパートベアとは、イギリスの『デイリー・エクスプレス』紙に連載されているマンガの白熊の主人公だ。私の場合も彼と同じようにして、日本の特撮ヒーロー、昆虫、日本のアニメ、星座、日本史、世界史、少女マンガ、怪奇マンガ、明治・大正・昭和のレトロな道具や商品、前衛的なポップ音楽のレコード、人体模型や動物の剝製、昔の市井の人が書いた味わいのある落書き、日本語、英語、ドイツ語、フランス語、スペイン語、イタリア語、ポルトガル語、アイスランド語、ラテン語、古典ギリシア語、ロシア語、中国語、韓国語、などに情熱を注いできた。

外国語学習に関してはジャクソンがつぎのように語っている。「AS〔アスペルガー症候群〕の子どもたちには、大好きな科目はラテン語とか、ドイツ語って子が多いよね。もっと多いのは、情報（パソコン）の時間。ってことは、科目によって、ASの脳みそに向いてる科目ってのがあるのかも」〔2005: 97〕。

私はラテン語への熱意を途中で冷ましてしまい、パソコンが得意とはとても言えないが、ドイツ語の教員を務めているから、その点では典型的なASD者なのかもしれない。ラテン語やドイツ語は、文法の規則性が高いことで定評がある。

【79】心的外傷後成長

私は「心的外傷後成長」（PTG）という概念を信じている。トラウマが、むしろその人を人間として成長させる動因になるという考え方だ。

心的外傷後成長を客観的に測定するのは容易ではなく、尺度は存在するものの［Park 2014: 73–74］、当事者の語りや態度に依拠しているため、真に成長していると言えるのかどうかを実証するのは困難と言える。この概念を提唱したリチャード・テデスキとローレンス・カルフーンは、アメリカでの心的外傷後成長の報告には自己高揚バイアスが含まれていること、つまり「心的外傷体験の負の側面を否認する傾向がある被調査者は必ずいくらか存在する」ことを認めている［Calhoun 2014: 25］。

日本では反対に、「艱難辛苦汝を玉にす」という、まさに心的外傷後成長を表現した箴言《しんげん》が知られてきた一方で、「秘すれば花」の価値観によって、成長を語る機会は疎外され、自己卑下が奨励されるという文化事情がある［宅 2012: 179］。

だが自己高揚バイアスがあるとしても、またふだんは「秘すれば花」と考え無言でいても、「艱難辛苦汝を玉にす」を信じるということで、その信じる力が私たちを強力に支援するという実質的な効果を軽んじる必要はない。

私は、私が心的外傷後成長を遂げたと信じることに決めて以来、地獄行きのタイムマシンに悩まされる機会を減らすことができた。心的外傷後ストレス障害と心的外傷後成長は、心的外傷体験ののちの二律背反する心理的過程というわけではなく、両者が同時に発生することは稀ではない［宅 2016: 196–199］。

悪夢に倒されないようにするために、心的外傷が私を押しあげてくれたとこれからも信じる。

【80】洗練されたトラウマの治癒力

地獄行きのタイムマシンは、**私に関わらない、また陰惨すぎることがない、しばしばユーモアあるいは上質な雰囲気を感じられるトラウマ的表現に触れたときに、すぐれて発動しにくくなる。**そのため私は、私にとってそのような印象を有する詩や小説をこよなく偏愛してきた。

エドガー・アラン・ポオは怪奇小説「アッシャー家の崩壊」で書く。

> 彼のその発言の超人間的な熱量に呪文の力が宿っていたかのようだった。——彼が指で差したその巨大なアンティークの鏡板は、重厚な黒檀の入り口をゆっくりと後ろへと動かした。突風の仕業だった。——扉がなくなってみれば、そこに立っていたのはまさしく、大柄で死装束を身にまとったアッシャー家のマデリン嬢だ。彼女の白い服は血塗られ、その衰弱した体のあちこちに、懸命にもがいただろう痕跡があった。しばらく彼女は、部屋の入り口でガタガタと震えながら、よろめいていた。——そうして呻くような低い叫びをあげながら、彼女は自分の兄上に、ずっしりとのしかかってきた。彼女は荒れくるい、断末魔をあげながら、兄の体を床に押しつけていた。ところで彼のほうは、すでに予期していたとおり、この恐怖の犠牲者になってしまったのだ［2014: 55 原文英語］。

このような描写に、私の心はすっと軽くなる。

アルトゥール・ランボーが「母音」という詩で詠った内容は、彼の言語意識の裏側がトラウマで塗りたくられていたのではないかと感じさせる。

Aは黒、Eは白、Iは赤、Uは緑、Oは青。母音。／ぼくはいつか、おまえたちの秘められた出生について語ろう。／Aは残酷な悪臭の周りをぶんぶん飛び交う輝くハエたちの黒いコルセット。陰の入江。／Eは蒸気と天幕の天真爛漫さ。誇り高い氷河の槍。セリの花の身震い。／Iは真紅。吐かれた血。怒り、あるいは改悛の陶酔のなかでの美しい唇の笑み。／Uはいくつもの循環。緑の海の神々しい震え。動物があちこちにいる牧草地の平和。錬金術師の勤勉な大きな額に／刻まれた皺の平和。／Oは奇妙な甲高い響きに満ちた至上の喇叭《らっぱ》。／諸世界と諸天使をつらぬく静寂。おお終末よ。その眼が放つ紫の光線[1895: 7 原文フランス語]。

何度も原文で読んで、何度も訳したが、そのたびに心がすっとする。

ガーランドは書いている。「ハンス・クリスチャン・アンデルセンや「グリム童話」も手にとったが、読んだのは残酷な結末の、陰鬱な話ばかりだった。切り落とされた足、凍え死ぬ子どもたち、予測のつかない不運。災難に襲われる人々。私は自分を探していた。もしかして、ページをめくるうちに、突然私の話が見つかるんじゃないかしら？」[2000: 135]。私もグロテスクな民間伝承を愛好し、残酷な描写が多いことでも知られるグリム童話の研究者だが、たしかにいつもある種の共感を求めて研究をおこなっている。

私のこの方面での探求は、人生の長い時期を彩った。大江健三郎の奇怪な作品や国内外の無数の怪奇小説を読み、クリス・マルケルの映画『ラ・ジュテ』、レイ・ハリーハウゼンの特撮映画、ルネ・ラルーのアニメ映画『ファンタスティック・プラネット』、石井輝男の怪奇映画『江戸川乱歩

全集 恐怖奇形人間』などに夢中になった。そして、特に恐怖の味わいを持った古めかしいマンガの収集。中沢啓治、日野日出志、徳南晴一郎、白川まり奈、まちだ昌之、西たけろう、飯島市朗、楳図かずお、諸星大二郎、永井豪らの作品を、私は大量に集め、悦に入った。マンガに次いで夢中になったのは、サイケデリック・ロックやアシッド・フォークの邪悪な悦楽に満ちた音色だった。

81 トラウマを超えてやってくる

郡司ペギオ幸夫と宮台真司は、外部から「やってくる」ものを呼びこむ、つまり認識の改新をもたらす仕組みとは何かということについて対談をおこなっている。宮台は、シニフィアン（記号表現）に対してシニフィエ（記号内容）が過少なことに悩み、認識に時間差が生まれることで「やってくる」と指摘する［2020a］。説得的な見解だと思う。郡司は言う。

「トラウマみたいなものは大事なポイントで、これを抱えている人間というのが、「やってくる」体験をするんじゃないかと思います」

「意味を剝奪されたトラウマ、弱いとはいえトラウマが有している忸怩たる感覚や、違和感、恐怖感につながる負の感覚が脱色されていると、なんだかよくわからないけど、何かを呼び込もうとする装置になる気がします」

「トラウマを磨くことで、以前はフラッシュバックがやってきたのに対し、ある時から、治癒的感覚がやってくる、ということがあると思います。それは、芸術家にとって、まだトラウマの磨きが足りないときには作品化できず、磨きが臨界値を越えると、「これだ」と思うものがきて一気に作品となる、この劇的変化と同じものです」［2020b］

郡司のこの考え方は、示唆的だと思う。私もまちがいなく幾多のトラウマを磨いてきた。しかし、どうやったらそれらを磨けるというのか。私には、私にトラウマを残した文学と芸術がヒントを与えてきた。それらの作品もトラウマを磨くことで生まれてきたはずだ。だから、「トラウマはこんな具合になるように磨いたら良い」というヒントを与えてくれるのだ。

たとえば私が最近発表した論文が数本ある。それらの論文のテーマはいずれも私のトラウマに関係がないのだが、論文を書いているときには、ハワード・フィリップス・ラヴクラフトの『狂気の山脈にて』、シオドア・スタージョンの『人間以上』、我孫子武丸の『殺戮にいたる病』、スティーヴン・キングの『グリーン・マイル』といった小説、ジョルジュ・フランジュの『顔のない眼』、本多猪四郎の『マタンゴ』、野村芳太郎の『震える舌』、アリ・アスターの『ミッドサマー』といった映画、手塚治虫の『ブラックジャック』、宮崎駿の『風の谷のナウシカ』といったマンガの記憶が私の脳の底から汲みあげられて、それが混じりあうことで、論文の外形を作りだしていった。

ここに挙げた作品は、いずれも私にトラウマを残したものだ。そして、そのトラウマ的な創作物を参考にして作りだした外形の内部に注入されるのは、私自身の人生のかずかずのトラウマが変形され、別物にされた何かだ。

私以外の人が見てもそうとは気づかないはずだが、そのようにして私はトラウマを磨いてきた。**本書に関して言えば、私のありとあらゆるトラウマを磨いて誕生したものだ**。

次頁に掲載したものは、そんな私の心理を表現した自作の加工写真。大阪の万博記念公園の太陽の塔が群をなして、磨かれたトラウマとして「やってくる」。

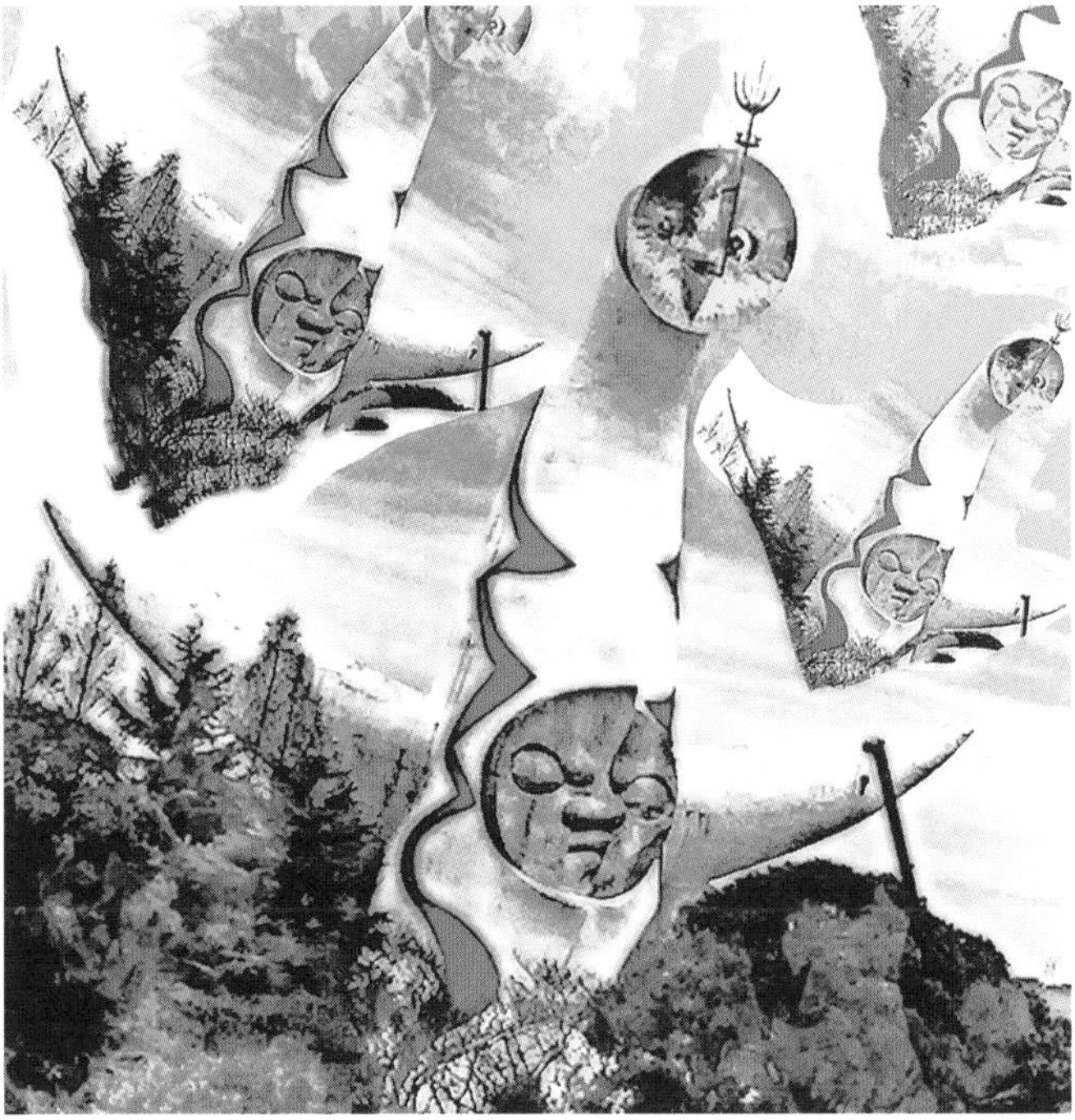

私はほとんど夢を見ない。それは夢を見ても覚えていないだけということのはずだが、いずれにせよ、とてもありがたい。**私の夢は悪夢ばかりだろうからだ。**

村上春樹が「ぼくは夢というのもぜんぜん見ないのですが……」と語り、河合隼雄が「それは小説を書いておられるからですよ。谷川俊太郎さんも言っておられました、ほとんど見ないって。そりゃあたりまえだ、あなた詩を書いているもんって、ぼくは言ったんです」と返したことがある［2003: 347］。

のちに村上は、つぎのように発言した。「作家にとって書くことは、ちょうど、目覚めながら夢見るようなものです。それは、論理をいつも介入させられるとはかぎらない、法外な経験なんです。夢を見るために毎朝僕は目覚めるのです」［2010: 157］。

私はふだん詩も小説も書かないが、これを読んだとき、村上に全面的な共感を抱いた。私も毎朝、夢を見るために眼を覚ましているようなものだ。私の体験している水中世界や透明化には、夢、あるいはトラウマが昇華された結果という側面もあるのだろう。そして私は研究者として、夢とトラウマとを汲みあげながら論文を書いている。

一四　ジェンダーとセクシュアリティ

83　男性脳と女性脳?

ブラウンズは回想している。「バーバラがきいた。／「私があんたよりペーターのほうが好きだと、いや?」／バーバラは鮮やかな影だ。ペーターも鮮やかな影だ。答えは明白だった。／「ぜんぜん」／バーバラは泣きながら走っていってしまった。どうして泣いたんだろう?」［2005: 162］。「鮮やかな影」とは、彼独特の用語で自分にとって好ましい他者のことだ。ここでブラウンズは自分にとって好ましい他者同士が好きあっていることは良いことだと考え、相手の女性の自分に対する好意に気づかなかったのだ。ASD者にとっていわゆる女心が、定型発達者にとって以上に難解なことを示唆する逸話だ。

女心は、女性のASD者にとっても難解だ。彼女たちはしばしば私に、女同士の共感の文化が疲れると吐露してくる。相手が男性のほうが話していて疲れないと訴えてくる。とはいえ、もしかすると彼女たちの感情には、女性間の関係は難しいという世間的言説が内面化されている可能性もある。というのも、ASD女性の多くは男性との関係づくりにも困難を感じているからだ。

そして、それはASD男性も変わらない。ASD男性に男性と女性のどちらが付き合いづらいかと尋ねれば、男性との関係が困難だと打ちあける人が多いが（私もその例に漏れない）、実際には私たち男性のASD者は女性との関係にも深刻な困難を抱えている。**思うに同性間では同調圧力が強く感じられることが多く、それがときには関係づくりの難しさとして、心理的に前景化されるのかも**

しれない。

サイモン・バロン＝コーエンは、アスペルガー症候群の由来になった小児科医ハンス・アスペルガーの見解を再発見し、ＡＳＤ者の脳を「極端な男性型の脳」と呼んでいる。バロン＝コーエンによると、「男性のすべてが男性型の脳を持っているわけでもなければ、女性のすべてが女性型の脳を持っているわけでもない」［2005: 21］が、人間にはシステム化に優れる「男性脳」と共感に優れる「女性脳」があり、システム化の能力に関しては、一般集団では女性よりも男性が優れ、ＡＳＤ者はさらに優れていて、他方で共感能力に関しては、一般集団の男性は一般集団の女性に劣り、ＡＳＤ者はさらに劣っているという［: 260–266］。

だが、ＡＳＤ者はしばしば物事をまとめるのが困難だと語る。この事実は、彼らがシステム化に傑出した「極端な男性脳」を有しているという仮説に、あまり適合しないように見える。また、ＡＳＤ者が共感に優れていないという見解には疑わしい面があるのだが、これについては前述した（59を参照）。綾屋はバロン＝コーエンの男性脳と女性脳に関する理論が、彼のジェンダー・バイアスに依拠していることを指摘している［2012: 28–37］。

84 男性性と女性性

小学生のときに、転校後の最初の自己紹介を終えると、私は級友からの質問で「男なん？　女なん？」と質問された。第二次性徴期に入る前、人は一般に中性的だが、私は輪をかけて中性的だった。思春期が近づくと、性の目覚めは男同士の同性愛に関する創作物によって初めて喚起され、女同士の同性愛に関する創作物がそれを促進した。

思春期には私の性自認、性的指向、恋愛的指向などは混乱していたが、それは私が摂取した**同性愛に関する創作物の影響なのか、それとも私は自分の混乱を整理するためにそれらを摂取していただけなのか、よく分からない。**両方とも真実かもしれない。

中学生のときに、歴史に対する愛好が始まった。欧米の歴史も好んだが、そのころもっとも友人たちと夢中になったのは、日本史と中国史だった。私たちは横山光輝のマンガ『三国志』、陳舜臣の小説『小説十八史略』、司馬遷の歴史書『史記』、コンピューターゲーム『信長の野望』、ＮＨＫテレビの大河ドラマなどを楽しみ、熱烈に語りあった。このような歴史熱は、私にとっては男性性への憧れを体現するものだった。

このような傾向に並行して、当時放映中だった『美少女戦士セーラームーン』（武内直子原作）や、少年の主人公が水をかぶることで少女に変身する『らんま1/2』（高橋留美子原作）などのテレビアニメが、私の女性性への憧れを掻きたてた。私は少女マンガの収集を始め、初めは自分と同時代のものに関心が集中していたが、徐々に自分が生まれる前の作品へと遡るようになった。

萩尾望都、大島弓子、山岸凉子、竹宮惠子らに私は帰依した。もっとも愛好したのは、最初期の萩尾が影響を受けていた矢代まさこだった。もっとも大事な作品は萩尾の『ポーの一族』、ついで内田善美の『星の時計のLiddell』だった。少女マンガのヒロインたちに感情移入するとき、私には深い安らぎが訪れた。二〇歳のとき、集めた少女マンガの単行本は八〇〇〇冊を超えていた。

男性性と女性性それぞれへの憧れは、徐々に分裂を濃くした。少年から青年になるにつれて、前者は大っぴらにして良いもの、後者はそれまで以上に秘匿せねばならないものと感じられた。

私は平成の時代に、大正時代の教養主義を生きようとした。**それは私にとって、男性性を追求し**

ながら、ひそやかに女性性への憧れに支えられた行為だった。というのも、教養主義に対する関心は、教養小説に感化された一九七〇年代の少女マンガの影響で生まれたものだったからだ。実際に読んだニーチェ、マン、フョードル・ドストエフスキー、レフ・トルストイらの作品はおおむね男くささが強いものだったが、私にはこの方向性を探求するのが自分の在り方として正しいように感じられた。私は二〇歳になるかならないうちから、日本の昔の学者のようなヒゲをはやし、古風な印象のメガネをかけて、自分をカモフラージュすることにした。

二十代の後半、ある音楽評論家（仮にQさんと呼ぶ）とSNSで交流することで、教養主義への幻想は解除された。彼がアンダーグラウンド音楽を中心に全文化を包みこんだ認識体系を構築しているさまは圧巻だった。そして私はこれこそ生きた、そして私を含む少数派のための世界観だと感じた。おもしろいことに、教えられたさまざまな未知の音楽は、男性性への憧れと女性性への憧れを最良の仕方で総合するものだと感じられた。実際に女性の音楽家の曲を特に多く聴いたというわけではない。私にとって高い次元で好ましいと感じられたものが、男性性と女性性の総合という幸福な幻想を生んだのだ。

いまでは、私はアンダーグラウンド音楽の世界も独特なエリート意識に染まっていると知っているから、かつてのように夢中になれない。しかし、そのころの数年間に夢中になった音楽は、いまでも私にとって天使の音楽として聴こえてくる。ここでいう天使とは、男性や女性を超越しているという意味だ。

三十代になって、ようやく映画が私にとって親しいものになった。ジャン＝リュック・ゴダールの『気狂いピエロ』、スタンリー・キューブリックの『２００1年宇宙の旅』、セルゲイ・パラジャーノフの『ざくろの色』、フランシス・フォード・コッポラの『ゴッドファーザー』、マーティン・スコセッシの『タクシー・ドライバー』、北野武の『あの夏、いちばん静かな海。』、陳凱歌の『さらば、わが愛／覇王別姫』、クエンティン・タランティーノの『パルプ・フィクション』、リチャード・リンクレイターの『ビフォア・サンライズ 恋人までの距離』、ファティ・アキンの『愛より強く』、ペドロ・アルモドバルの『抱擁のかけら』、アブデラティフ・ケシシュの『アデル、ブルーは熱い色』、ガイ・リッチーの『コードネーム U.N.C.L.E』、ジョージ・ミラーの『マッドマックス 怒りのデスロード』、ジョン・カーニーの『シング・ストリート』などを、私は何度も鑑賞した。

そしてこれらの映画にも、男性性と女性性の高次元での総合、天使性を感じた。不思議なことだ。私以外の人間が、これらの作品が等しく男性性と女性性の総合を達成していると感じることは、不可能だろうと推測する。**私の心には「きわだって好ましい」と感じたときに、それを男女の性差の超越として受けとる心理機制が構築されているのだ。**

85 性の曖昧さ

若いころは、書物を読んで、女性的な印象の男性という描写に出会ったり、女性が男性に欲望をもって見られている場面に出会ったりしたときには、自分がそのような登場人物たちだったら良かったと夢見たことがあった。

たとえば、二〇歳のころに読んで強く印象に残ったハーマン・メルヴィルの小説『ビリー・バッド』。

彼は若かった。体格はすっかり発育していたが、見た目は実際よりもずっと若く見えた。まだなめらかな顔には思春期の余韻が残されていて、自然な顔色の純潔さは女性的でしかなかった。とはいえ、航海経験のために、肌の百合色の部分はまったく抑制されてしまって、薔薇色の部分は日焼けすることで、にぎやかにざわめいているのだった［2017: 7 原文英語］。

このように女性的な印象だったら良かったのにと思いつつ、私は自分に似合うと判断して太平洋戦争中であるかのような丸眼鏡をつけ、口髭を生やしていた。

また、同じころに読んだヴィクトル・ユーゴーの詩「水浴のサラ」。

サラ。この気だるい美女は／身を揺らしている／ハンモックに包まれて。／噴水の水盤で／満杯になっている／イリッソス川から引かれた水。／もろくゆらゆらするさまを／映しだしている／透きとおった水の鏡。／この色白の水浴び女は／身をかがめている、／自分の姿を見ようとして。／ハンモックの網が／揺れるごとに／水面をさっと掠めると／波だつ水に見えるのだ／ほんの一瞬だけ／彼女の美しい足が。彼女の美しいうなじが。／サラは恥ずかしげに足を／水面につける／水に映る彼女の姿が揺れる／美しい足は、大理石がバラ色に染まるよう／はしゃぎながら／水の爽やかさにもそしらぬ顔［1964: 638 原文フランス語］。

私は自分の外見が秀でていたら、迷わず女装したのにと思いながら、自分がそのようになりたいと思う外見の女性と交際していた。

性的少数者を意味するLGBTには、LGBTQ+《プラス》など、複数の別の言い方がある。というのも性自認や性的指向の少数派は、L（レズビアン）、G（ゲイ）、B（バイセクシュアル）、T（トランスジェンダー）に尽きないからだ。Qは「ジェンダー・クィア」（Xジェンダー）または「クエスチョニング」（性自認や性的指向を探究中）、＋は「その他もろもろ」（アセクシュアル、インターセックスなど）を意味する。

私は「疑似的なXジェンダーの不定性」ということになると思う。Xジェンダーは英語ではノンバイナリー・ジェンダー（二者択一で判断できない性自認を意味する）と言い、性自認が男性でも女性でもある両性、男性でも女性でもない無性、男性と女性が一定の比率で混じりあっている中性、男性と女性が日や時間帯や状況によって入れかわる不定性がある。**私はまったくの男性と感じているときが人生の三割、男性よりの中性と感じているときが四割、女性よりの中性と感じているときが二割、両性や無性と感じているときが一割、という感覚で生きている。**

「擬似的な」と書いたのは、私たち発達障害者にはXジェンダーを自認する者が稀ではないのだが、定型発達者のXジェンダーと比べて、型どおりのXジェンダーとは言えない面があるからだ。私の感じ方では、定型発達者のXジェンダーはもっと両性、無性、中性、不定性が明確な傾向があると思う。それに対して発達障害者のXジェンダーは、私の例のように、ほぼ男性あるいは女性とだろうと感じさせるが、本人はXジェンダーを自認していることが多い。

ちなみに初稿には、編集の白石さんから、私の不定性に関して「性的指向はそのつど変わるのでしょうか？　例えば自慰行為はどのようになされるのでしょうか？（こんなツッコミもありうるというつもりであえて書いていますっ」というコメントが書きこまれた。参考になるかもしれないため、簡潔に答えよう。

私の妄想は、女性として女性に愛撫されること、男性として男性に挿入すること、女性として男性をリードすることの順に頻度が高い。妄想のときの自分の性は把握できない。現実では、男性として女性と性交するが、内面ではその「役割分担」にさまざまな葛藤がある。女性との性体験、男性との性体験がどの程度あるかについては伏せておく。しかし多くの人が容易に察知できるように、経験豊富と言えないことは確かだ。

私たちASD者には、トランスジェンダーやXジェンダーとしての性自認、つまり性別違和を訴える例がめずらしくない。シモンは「ほとんどの場合、本質的に、私たちAS者〔アスペルガー症候群者〕は、身振りなどの癖や行動において、両性具有的」だと述べる［シモン 2011: 83］。ガーランドは、アスペルガー症候群者について「トランスセクシュアリティー」を有する割合は一般集団よりも大きいと指摘する［ガーランド 2007: 126］。

スウェーデンでおこなわれたASD者の顔の研究によると、男性は男性的特徴が少なく、女性は女性的特徴が少なかったという［Bejerot 2012］。オランダでおこなわれた調査では、性別違和の外来を受診した少年少女のうち、ASD者は七・八％に達すると報告している［Vries 2010］。アメリカではASD者とADHD者の親に対してインタビューがおこなわれ、前者では五・四％が、後者では四・八％が自分の子どもに性別違和があると回答したという［Strang 2014］。

これらの割合がどれほど高いかは、DSM-5で、性別違和の「有病率」が出生時が男性の成人では〇・〇〇五〜〇・〇一四％、出生時が女性の成人では〇・〇〇二〜〇・〇〇三％とされていること[APA: 447]からも明らかだろう。

このような性別違和の原因がどこにあるのかは判然としていない。山口貴史は、ＡＳＤ者はアイデンティティ構築が困難なこと、感覚過敏ゆえに二次性徴への困惑が大きいこと、認知が極端で思考が独特なこと、根源的な問いを好み、またそれにこだわることを挙げている[2018: 210–212]。この見解にはおおむね同意できる。

大村豊は「性同一障害は彼らの自己イメージを結ぶ能力のつたなさから、自己の性的イメージの混乱が生じるのかもしれない。あるいは、不適応の原因を自己の性的属性に求めて、反対の性に同一化することで不適応を解決しようとする独特のファンタジーなのかもしれない」[1999: 43]と考察している。この指摘にも部分的に同意できるが、発達界隈には男性ホルモンまたは女性ホルモンの投与を受けている者、性転換手術を受けた者、同性の恋人がいること、または同性の恋人を求めていることを公にしている人はめずらしくなく、「性的イメージの混乱」や「ファンタジー」だけでそのようになるのかは疑問がある。

私の考えを述べよう。

第一の可能性としては、肉体的な問題、すなわち脳の神経細胞（ニューロン）やホルモンなどの内分泌系の問題が考えられて良いと思う。

しかし第二に、キマイラ現象が関与している可能性がある。父母や兄弟姉妹、身近な友人、恋人、あるいは文学と芸術に感化され、自分のなかの性差が不分明になっているというわけだ。

ただし第三に、むしろＡＳＤ者やＡＤＨＤ者は周囲の人々への同調性が低いことから、世間の規範や因習から自由に成長することができ、男らしさや女らしさに関する固定観念に縛られていないという可能性もある。

また第四に、私たちは解離しやすい傾向にある。私の仲間には何人かの解離性同一症（つまり多重人格）の当事者がいて、ひとりの人間のなかに複数の男女の人格が宿ることは決して稀ではない。この解離によって、性自認の揺らぎが生じているのかもしれない。

第五に、ASD者には強いこだわりがあり、白黒思考が強い傾向にあるため、多くの人々がそのまま受けとめたり、気にせずにいたりする自分の性自認や性的指向の曖昧さを、なんとかして突きとめようとして躍起になり、結果としてこの問題が顕在化しているという可能性がある。アメリカでの調査はADHD者に関しても報告しているが、ASDとADHDは併発しやすいため、それらのADHD者の一部がASD者でもあったという可能性は否定できない。


発達障害とLGBTQ+の関係は、取り扱いが難しい面がある。かつてレズビアン、ゲイ、バイセクシュアルは治療の対象だった。一九七三年、アメリカ精神医学会は、同性愛行為を精神障害と見なさないと決議した。それから二〇年近くが経った一九九二年、WHO（世界保健機関）がICD-10（「疾病および関連する保健問題の国際統計分類」第一〇版）から同性愛を除外した。さらに、トランスジェンダーに対する扱いにも、変更が起こりつつある。二〇一九年、ICD-11で性同一性障害が「精神障害」の分類から除外され、「性の健康に関連する状態」という分類の中の「性別不合」に変更された。私自身、このような動向に勇気づけられる。

LGBTQ+の歴史は、性の問題が精神疾患と見なされる伝統からの解放の歴史だった。ところが、発達障害とLGBTQ＋は右に述べたように有意に関係がある。この問題を解消するためにも、発達障害は精神疾患ではなく「脳の多様性」の問題だと認識の変更がおこなわれてしかるべきだろう。

86 混交する男と女の意識

私は私の名前「マコト」がとても好きだ。この名前、「誠」は、実際には一九五七年から一九七八年のあいだに一八回も、男児に与えられた名前として第一位の人気を博した名前、戦後の日本人男子の名前として最大の量産品にすぎない［小林 2011］。

だが「マコト」という音は男女に共通して使われるし、特に欧米ではむしろそれは女性の名前と錯覚されてしまう響きなのだ。〈MAKOTO〉という音の〈KO〉は、外国人には日本女性に多い「〜子」と混同される。人によってはマンガやアニメの女性キャラクターを通じて、〈MAKOTO〉は女性名だと理解している場合もある。私は多くの外国人たちに、日本では「ヒカリ」「アキラ」「ユウキ」「ツバサ」などとともに、「マコト」は男女通性の名だということ、その点で英語圏の「クリス」やフランス語圏の「ドミニク」などに似ていると説明してきた。

自慰の際の妄想で自分を異性に置きかえたり、同性と性交したりすることは、定型発達者でも稀ではないと推測する。しかし私の場合は、現実の日常生活でも、男として女に、男として男に、女として男に、女として女に性的に惹かれているかのように感じ、混乱する。その混乱あるいは幻惑は迫真性を帯びている。

たとえば私は女性に恋愛感情を抱き、かつ自分が女性的だと感じるときに、レズビアンになりたいのだろうかとよく考えた。あるときハン・ガンの小説「エウロパ」を読み、これは私のための小説ではないだろうかと感じた。

この作品には切実に女性になりたいと考え、女装をするが、性的な欲求を抱く相手は、自分のその願望を支援してくれる女性だという男性が登場する。女装をした主人公と彼女は散歩し、「偏見と嫌悪、軽蔑と恐怖の視線」を向けられる。ふたりは「腕を組むか、手をつなぐ。にっこりと目で笑いながら僕の顔を見上げる。そんなとき僕はずっと前に見た短編映画のワンシーンを思い出すこともある。一組のレズビアンが明るい陽射しに照らされた通りを、腕を組んで歩いている。お互いの頬や肩や腕を愛撫しながら、微笑みかけ、キスを交わしながら、ビルの角を次々に曲がる。十分近く沈黙の中で彼女たちの睦まじい午後を写していたカメラは、二人が消えた角を追いかけて曲がり、鈍器で頭を殴られ、血を流して死んでいる彼女たちを最後に上から撮る。血だまりの中に並んで横たわる彼女たちの体の上に、エンドクレジットが重なる」[2019: 77–78]。不吉な想像をしてしまうところも私によく似ている。

しかし実際には、私は真剣に女性になりたいわけではない。笑顔だらけのコミュニケーションや性犯罪の被害、出産、女性差別を耐えきれる自信がない。毎日のメイクや、毎月の月経や、繰りかえされる性交痛にも敗北する可能性が高い。レズビアンとして生きていくとしても、社会の無理解や貧困率の高さなど、その困難の多さは恐怖だ。女性たちには、どこまでも敬服してしまう。

のちに読みかえしたときは、細部が私に親密な意味合いをもっていたために、この小説を自分のためのものだと考えすぎていたことが分かってきた。彼らが初めてキスをしたのは噴水の前だと語られるのだが [2019: 76]、本書の文学作品の引用で何度か言及していることが示すように、噴水は私にとってお気に入りの文学的モティーフなのだ。

また、夜の散歩が「僕にとって幻の森か海の中を歩くようなものだ」と語られているが[: 77]、これも私には植物や水中を好む自分の世界観に近しい印象をもたらす。そして、この作品は私たちＡＳＤ者にとってなじみ深い宇宙空間のイメージを提示する。作品中で、つぎのような歌が歌われる。

エウロパ、／あなたは木星の月／岩の代わりに／氷におおわれた月／地球の月みたいに白いけど／地球の月みたいな／傷はない [: 85]

87 またしても植物

私が植物を好む理由のひとつは、植物が両性具有の性質を持っているということにも関係がある。花の雌蕊《めしべ》と雄蕊《おしべ》を見ると、ワクワクしてくる。

五月をテーマにした詩やエッセイも私を陶酔させてくれる。この時期に植物はもっとも美しいと感じられるからだ。たとえば與謝野晶子の「五月禮讃《らいさん》」。

微風《そよかぜ》の月、青い月、／プラチナ色の雲の月、／蜜蜂の月、蝶の月、／蟻も蛾となり、金糸雀《かなりや》も／卵を抱《いだ》く生《うみ》の月、／何やら物に誘《そゝ》られる／官能の月、肉の月、／ヴウヴレエ酒の、香料の、／踊の、樂の、歌の月、／わたしを中に萬物が／堅く抱きしめ、縺《もつ》れ合ひ、／呻き、くちづけ、汗をかく／太陽の月、青海《あをうみ》の、／森の、公園《パルク》の、噴水の、／庭の、屋前《テラス》の、離亭《ちん》の月、／やれ來

た、五月、麦藁《むぎわら》で／細い薄手の硝杯《こっぷ》から／レモン水をば吸ふやうな／あまい眩暈《めまひ》を投げに来た
［1980: 67–70］。

小学生のころは昆虫採集に夢中になっていたが、昆虫そのものが好きだった以上に、彼らが植物の世界をうろうろしているのにときめきを感じていた気がする。アルベルト・モラヴィアの「薔薇」には、大多数のハナムグリがバラを愛するなかで、ひとりキャベツを偏愛するハナムグリの娘が登場する。

多数派とは違ったふうに生まれてきて、面倒ね。なぜどうしてそうなるのかは分からないけれど、違っているということが、それだけで欠陥、劣等性、罪悪、犯罪になる。私と多数派のあいだにあるのは、数の関係だけなのに。たまたまハナムグリの大多数がバラを愛している。すると、バラを愛することが良いということになる。まったくたいしたものね。それでも私はキャベツを愛していて、キャベツ以外は愛せない。私はそんなふうにできていて、自分を変えることなんてできやしない［1976: 640 原文イタリア語］。

明らかに性的少数者をほのめかしていて、私にはとても魅力的だった。

私はＹｏｕＴｕｂｅで好んで、森のなかに降る雨の音を収録したフィールドレコーディングの音源を聴く。私にはこれ以上ない官能的な空間だ。実のところ、**性的な画像や動画より、水に濡れた植物を想像するほうが、よほど興奮する**。絵画でも植物を描いたものはとても好きだが、私が特別

な愛着を抱いているのは、ポール・セザンヌが描いた水浴する男女たちについての作品群。青みを帯びて描かれる彼らの姿は、植物的と感じさせるからだ。

88 結婚願望

残念なことに（?）、私には結婚願望がある。子どものころに自分の家庭が不幸と感じ、またレトロな少女マンガの愛読者だったからだろうか。結婚しても良いことがなさそうだから、できれば捨てたい願望だ。恋愛にも困難がある。私を好きになってくれる人はときどきいるが、互いの異質さが立ちあげる断絶感になかなか親しめない。

発達障害の診断を受けるまえから、誰かとデートすると、「私とこの人は違う星からやってきた者だ」と感じることが多かった。一緒に暮らしても私は自宅を動物園にしてしまう。動物を飼うことが好きな相手とは相性が合致しやすいが、限度というものがある。外国語を教える人間として異文化交流をもっとうまくやるべきなのになと反省する。

また、少年時代に所属していた宗教団体は未婚者の純潔を奨励し、夫婦間でも性的行為の原則的禁忌を教えこんでいる。その影響が残ってしまい、私はなんとなく性交渉に後ろめたさを覚えてしまうのだ。加えて（文句が多い人間ですみません……）私の触覚過敏によって、性行為は、挿入する側なのに「痛いことが多くて大変だ」と思ってしまう。私は遅漏なので、相手に申し訳ないという感情も湧いてくる。

おそらく私は、「ふたりは幸せに結婚して、ずっと幸せに暮らしました」という子どもっぽいイメージだけを求めているのではないのか。私はグリム兄弟の研究者で、「茨姫」（フランスの昔話「眠れる森の美女」のドイツ版）について何本も論文を書いたが、それは王子が眠っている姫に口づけして結婚し、ハッピーエンドという結末の物語について考察することを、自身の結婚の代償行為としておこなっていたのではないか。そんなふうに思って、くよくよすることもある。

藤子・F・不二雄の『ドラえもん』に、主人公のび太が将来自分は結婚できるのだろうかと悩み、ドラえもんが呆れるという場面がある［1975: 160］。子どものころの私は、あの場面から誰でもおとなになれば結婚でき、それは当たり前の話なのだと信じこんでしまった。しかしなんということだろう。「藤子・F・不二雄の嘘つき！　信じていたのに」と叫びだしたい気分だ。

そのように思いながら、私は『星の王子さま』の一節を訳す。

ぼくは自分の金槌もボルトも、のどの渇きも死のことも気にしなかった。ある星に、ある惑星に、ぼくの星、この地球に、慰めてあげるべき小さな王子様がいたのだ！［1946: 30 原文フランス語］

私は、慰められる側の王子さまにも、慰める側の語り手にも自己投影して、安心を得ることができる。

一五　死

【89】宗教的世界観への複雑な感情

私は何度か自殺しようと思った。死について考えることが多い私は、宗教的なものに惹かれつつ、それに人並み以上に反感を抱いている。宗教関連のものは少年時代のトラウマを刺激し、地獄行きのタイムマシンを起ちあがらせる。特に、視覚的刺激がトリガーになる。

宗教はきらびやかな世界観で、信者を増やそうとする。たとえば旧約聖書には「エルサレムのどの門も、サファイアとエメラルドで、そのすべての城壁は、高価な宝石で造られる。エルサレムのもろもろの塔は、黄金で、その胸壁は、純金で造られる。エルサレムの通りは、ルビーや、オフィルの石でちりばめられる」とある［共同訳聖書実行委員会 2001：トビト記 13章16–18節］。

新約聖書も同様だ。「都の城壁は碧玉で築かれ、都は透き通ったガラスのような純金であった。都の城壁の土台石は、あらゆる宝石で飾られていた。第一の土台石は碧玉、第二はサファイア、第三はめのう、第四はエメラルド、第五は赤縞めのう、第六は赤めのう、第七はかんらん石、第八は緑柱石、第九は黄玉、第十はひすい、第十一は青玉、第十二は紫水晶であった。また、十二の門は十二の真珠であって、どの門もそれぞれ一個の真珠でできていた。都の大通りは、透き通ったガラスのような純金であった」とある［：ヨハネの黙示録 21章18–21節］。

このような描写にありがたさを感じる信者は多いだろう。だが、私の内部では地獄の記憶が荒れ狂う。

宗教が異なっても変わらない。仏教の経典『華厳経』には、「仏が初めて至高の悟りを開くと、大地は堅固になり、金剛で組成された。極上の宝輪、さまざまな蓮台、清浄な宝玉がきらびやかに飾られ、さまざまな色彩が広く深く顕現した。宝玉でできた垂れ布は光をまばゆく放ち、たえず美しい音色をあげ、さまざまな宝玉を連ねた網や、極上の香りを放つもろもろの華纓《かえい》は、隅々にまで広がって垂れていた珠玉の宝玉は変幻自在にして、無数の宝を雨のように降らし、もろもろの極上の蓮台が地上で点在していた。宝石でできた樹木は列をなし、その枝や葉は光の茂みになっている。仏が悟りを開いたこの場では、仏の神力によって、すべてが荘厳で、陰影がキラキラと移ろっている」云々とある［髙楠他 1925: 1 原文漢文］。

すさまじいピカピカぶりだ。私の心も血をほとばしらせる。

私は五〇か国以上も海外を旅して、キリスト教、仏教、イスラム教などの壮麗な宗教施設を見てきた。国内でも神社仏閣、新興宗教の教団施設などを勉強のために見学する。私はそれらを見るたびに、美しいと思いながら、フラッシュバックの嵐に耐えている。伝統的な宗教も、新興宗教も、私のトラウマを癒さないし、私を死の恐怖から解放することもない。

90 死にゆく詩人が元気づける

私は自殺したくなったときに、正岡子規やゲオルク・トラークルの辞世の歌を思いだす。

子規は病没するまえに、「をと丶ひのへちまの水も取らざりき」と詠んだ［河東 1975: 198］。ヘチマはユーモラスで素敵だ。私はシダ植物のワラビを握りしめて死にたい。ワラビは「蕨」という漢字も、あのクルクル巻いてる感じにふさわしくて素晴らしい。

私にとって子規よりもさらに効力のあるのが、トラークルが戦地で絶望して自殺するまえに、近親相姦の関係にあった（と推測されている）実妹を思いながら書いた詩「グローデク」だ。

夕方、秋の森が音を奏でる／死の兵器によって。黄金の平原と／青い湖。その上を太陽が／さらに暗鬱に転がる。夜が抱きしめるのは／死にゆく兵士。彼らの壊れた口の／荒れた嘆き。／それでも静かに湿地に集まる／赤い雲の群。そこに怒りの神が、／流された血が、月の涼やかさが住まう。／すべての道は黒い腐敗へと通じてゆく。／夜と星々との黄金の枝の下で／妹の影が揺らめいて、／沈黙の杜を抜けてゆく。／英霊たちを、血を流す頭部を見舞うために。／そして葦の内部で秋の暗いフルートが音を奏でる。／おお誇らかな悲哀よ！　その青銅の祭壇よ、／精神の熱い炎を、／いまでは強力な苦痛が養っている。／生まれることのない孫たちを

［1915: 14 原文ドイツ語］。

私はこの詩を何十回も、自分のためだけに、発表することもなく訳しなおしてきた。死にかけている詩人や作家の作品や日記を読むことで、自殺しようとしている自分を我に返らせることができる。「死にゆく詩人たちの言葉が心と体を元気にする」。そんな趣旨のアンソロジーをいつか編んでみたいものだ。

【91】別の空間、あるいは地水火風

先に書いたように、ＡＳＤ者は魔法の世界に住んでいるかのように未来への不安が大きい。私は

私自身をなだめるため、さまざまな思想や文学作品に、死に関する教えを探ってきた。たとえばジョルジュ・ペレックが『さまざまな空間』で書いた「生きること。それは、互いに衝突しないように、可能なかぎりの努力でもって、ある空間から別の空間へと移動することだ」［1974: 14 原文フランス語］。私はこれを生きることだけでなく死ぬことにも妥当すると考えた。衝突を避けるために別の空間に行くこととしての死。そう考えると、少しばかり死が重荷でなくなるではないか。

それから、ヘラクレイトスの地水火風、つまり四大元素に関する自然哲学。ディオゲネス・ラエルティオスが伝えた文言――「火が濃縮され、凝縮すると水分が絞りだされ、水が生じる。そしてそれが凝結すると土に転じる。これが下り道である。また逆に土が弛むと、そこから水が生じ、そしてそれから自余のものは生じる。彼は、ほとんどすべてを海からの蒸発に帰している。これが上り道である。蒸発は大地からも海からもなされる」［日下部 2000: 258］。

私は死に関しても、このような自然の摂理の一貫だと考えて、自分を気楽にしている。既成の宗教よりも、よほど元気をくれる。

92 永遠の瞬間

生きている時間は有限でも、永遠に感じられる瞬間がある。ヴァルター・ベンヤミンが語る自然界の「アウラ」（つまりオーラ）は、そのような瞬間を思いださせる。

いったいアウラとは何か？　時間と空間とが独特に縺《もつ》れあい、ひとつになったもので、どれほど近くにあってもはるかな一回限りの現象だ。ある夏の午後、ゆったりと憩いながら、地平に横たわる山脈や、憩う者に影を投げかけてくる木の枝を眼で追う――これが、その山脈や枝のアウラを呼吸することにほかならない［1991: 479 原文ドイツ語］。

それから、噴水を見るときにも、私には永遠の瞬間が訪れる。コンラート・フェルディナンド・マイヤーの詩「ローマの噴水」は、私の感覚をよく代弁してくれている。

水流が噴きあげられ　降りそそいでくる／そうして大理石盤が縁まで満たされ／ヴェールで覆われるかのように　満ちあふれ／つぎの盤の底へと落ちてゆく／その盤も満杯になり／さらにつぎの盤に波打ちながら水を押しよせさせる／どの盤も受け　同時に与えて／流れては安らっている［1962: 22 原文ドイツ語］

このように**永遠の瞬間を感じるときに**、**「ああ人生はもう満腹だ」と思える**。悲しいことに私は俗人、永遠の瞬間が失われると、すぐに人生の空腹感におろおろしてしまうのだが、しかしいままでたくさん満腹したから、いま死んだとしても、まずまずの人生かもしれない。

一六　医療、福祉、自助グループ

93 医療の限界

現在、日本で認可されている成人のＡＳＤ者のための処方薬は、一種も存在しない。しかし、ＡＳＤ者が社会との摩擦によって引きおこす二次障害（適応障害、鬱状態など）に関しては、統合失調症などにも処方されるリスペリドン（商品名リスパダール）、統合失調症や双極性障害などにも処方されるアリピプラゾール（商品名エビリファイ）、抗鬱薬のデュロキセチン（商品名サインバルタ）、エスシタロプラム（商品名レクサプロ）、トラゾドン（商品名デジレル、レスリン）などが処方される。

成人のＡＤＨＤ者には現在、過眠症（ナルコレプシー）などにも処方されるメチルフェニデート（商品名コンサータ）、アトモキセチン（商品名ストラテラ）、高血圧などにも処方されるグアンファシン（商品名インチュニブ）という三種の薬が認可されている。二次障害として双極性障害を発症するＡＤＨＤ者はとても多いが、彼らには前述のアリピプラゾール、てんかんなどにも処方されるラモトリギン（商品名ラミクタール）、リチウム塩（商品名リーマス）、ルラシドン（商品名ラツーダ）などが処方される。

私の場合はリスペリドン、アトモキセチン、それから鬱病、パニック障害、ＰＴＳＤなどに処方されるセルトラリン（商品名ジェイゾロフト）を服用している。正確に言えば、すべてジェネリックだ。薬を飲んでいるならば、発達障害は「脳の多様性」の一環だという私の主張はおかしいのではないか、と感じる人もいるだろう。しかし注意してほしいのは、私たちの場合の「脳の多様性」が社会に受容されず、ありのままでは困難が生まれるからこそ、処方薬が与えられているということだ。社会がありのままの私たちを包みこみ、私たちが傷つかなくなるならば、多くの処方薬は必要なくなる。

発達障害者を含めて障害者は、自分たちとは異なる多数派のためにデザインされた社会を生きることを余儀なくされている。病院やクリニックの医療サービス、行政と民間の福祉サービス、自助グループ活動、文学と芸術の利用。これらの支援網を、私は〈四方域〉と呼んでいる。

四方域とは後期のハイデガーの用語で、彼は「天、地、死すべきもの、神的なもの」の「輪」が四方域としての「世界」を開示するという難解、というか秘教的な思想を説いた[1954: 178]。分かるようで分からないような、否、分かる気がしても実際にはまったく分からない思想だが、四方域という語がかっこいいので、私はそれを使うことにしている。

障害者は四方域によって、自分たちにふさわしくなくデザインされた世界を生きやすくすることができる。私が言う「文学と芸術」は大衆的なそれら、つまりテレビドラマ、Ｊポップ、ネット動画なども含むから、そういうもののいずれにも関心が湧かない人は、ほとんどいないだろう。**ぜひ、たっぷり楽しんでいただきたい**。

そして自助グループ活動の意義は、いまなお充分に広く知られていない。体験したことがない多くの当事者が、本書を読んで自助グループに参加してみようと思ってくれたら、とてもうれしい。

【94】生活介助を受ける

私は料理や掃除に大きな困難を感じる。料理や掃除ができるＡＳＤ者はめずらしくない。なぜ私はできないのだろうか。

料理や掃除が得意な仲間に話を聞いてみると、ＡＳＤのこだわりを利用していると教えてくれる。徹底的にこだわって料理する、掃除する、というのはたしかに快感だと思う。実際、私もそのようにして料理や掃除に励んだ経験がある。しかし私はキマイラ現象が強い。自分に食いこんできた他者の声が、頭のなかで泡のように湧いては消えてゆく。

さらに私にはＡＤＨＤが併発していて、脳内多動がある。脳のなかで、つねにたくさんの思考が走っている。準備中または執筆中の複数の論文や書物、担当しているさまざまな授業で今後講義しようと考えていること。ひしめきあっている業務や雑用への失望感。地獄行きのタイムマシンも雄叫びをあげる。

これらを抱えながら料理や掃除をしていると、段取りを考える段階から私のワーキングメモリーは満杯になり、作業が終わったあとは、何もできなくなってしまう。少なくとも半日、ときには数日間も影響を引きずってしまう。このようなわけで、私は料理や掃除に困難を感じるのだ。「**できることはできるのだが……**」と涙が流れる。

発達界隈の仲間の助言によって、私は毎週、ホームヘルパーの訪問介護を受けることにした。家に知らない人を上げることを含めて、ＡＳＤ者には生活環境が変わったり新しいことに挑戦したりすることを苦手に感じる人もいるが、私の場合はＡＤＨＤが併発しているため冒険主義的な面があり、不安はあったものの、むしろワクワクする気持ちが強かった。家事を一任することもできるが、自分でも協力して料理や掃除をおこなう生活援助を選択した。

初回、一緒に清掃道具を購入しに行き、掃除をしたときの感動は鮮やかに心に残っている。私は二割くらいの分担で作業をしただけだが、家があっというまに清潔になっていった。埃取りであちこちを叩き、部屋に掃除機をかけ、花王のクイックルワイパーで拭き掃除をおこなう。風呂やトイレも清潔にしてくれた。

二回めは台所や洗面所の掃除、布団の洗濯、積みあがったまま放置していた衣類の整理などが課題。この時点で、今後時間をかけて掃除すべき箇所はほとんどなくなっていた。私はまたも感動した。三回めからは、料理も依頼することになった。一五年ぶりくらいに作った肉じゃがのおいしさは忘れられない。四回めには、可動式の本棚のあまった板を組みあわせて、DIYで新しい棚を共同制作した。深い充実感があった。

来てくれるホームヘルパーのAさんは、家族に発達障害者がいると語る。実際、私の特性をよく理解してくれていて、不安を感じない。掃除も料理の技術も申し分なく、私は心からの敬意を抱いている。

95 自助グループ

「発達障害」に関して現在の医療ができることは限られている。医者は診断を出し、わずかな、効果が限定的な薬を処置することができるだけだ。発達障害を根本的に「治療」する方法は開発されていない。

医療で解決できないことに対処するべく、発達障害には自助グループ活動がある。興味深いことに、日本でそれがもっとも盛んなのは関西だ。NPO法人のDDAC（発達障害をもつ大人の会）は、二〇〇二年に始まった「関西ほっとサロン」を運営している。大型自助グループ「さかいハッタツ友の会」は、関西の各地に小さなグループを作っていて、私自身、京都で「月と地球」という名のグループを運営している。二〇二〇年には、さまざまな発達障害自助グループを体験できる「ハッタツエキスポ」が、大阪の中之島で初めて開催された。

トマシーナ・ボークマンは、自助グループで語られる「体験的知識」の権威は、専門家の知識の権威に匹敵すると考えた［1976］。実際、自助グループで出た発言は、医療や福祉の専門家のものと同様に、当事者に重く受けとめられる。フランク・リースマンは、援助者が他者に援助を提供するとき、援助者はその提供した援助によって精神的な利益を得るという「援助者セラピー原則」を発見した［1965］。実際、私は自助グループの運営によって精神的に厚く支えられている。

東畑開人はケアは環境を変え、セラピーは個人を変えると指摘している［2019: 266–279］。ダニエル・フィッシャーはリカバリーを人間関係の交通の発生と考えている［2019: xv］。そこで私は独自にこの三つの力を相補的なものだと考えたい。

環境を変える**ケア**
個人を変える**セラピー**
人間関係を変える**リカバリー**

この三つの力のいずれかが優位かということは問題にならず、三位一体の力を発揮していると考える。そしてこのケア、セラピー、リカバリーのいずれもが自助グループに宿ると私は思う。

もし私が医療や福祉の専門家であれば、このような大胆な見解を語ることはできないかもしれない。私は、自助グループに関わる「障害の当事者」という立場から、自助グループのことを上述の体験的知識として語っているのだ。この体験的知識を、私は本書とそのもとになった論文の執筆という実践を通じて獲得した。その執筆活動は、自助グループ活動の延長線上にあるものだった。

96 あらためて当事者研究について

私は自分の自助グループで当事者研究を実践している。熊谷は、当事者研究をつぎのように説明している。

「自分の力を過少にも過大にも捉えず、①**変えられない自分のパターン**——そこにはパターンとしての生得的な期待や身体が含まれる——を慎重に探ること、過去を正直に振り返り、②**欺瞞のない自分史**——先行研究の概念を用いるとしたら真理性の高い自己の物語——を紡ぐことはどれも、等身大の自分を発見しようという試みである。研究の前提としてある、いまだ自分は等身大の自分をつかみきれていないという無知の知は、自らを他者の視点や解釈、知識を求める③**共同性**に向かわせる。等身大の自分を変えようとはせずに、パターンや経験をある程度共有する④**自分と類似した他者**とともに、予期と現実の誤差を縮小するように互いの「後天的な期待」と「予測（知識）」を更新し合い、そして更新した予期を仲間の外に向けて⑤**公開**していくことで、社会が広く共有する規範や知識を更新する実践ということができる」［2020: 81–82 強調原文］。

当事者研究は北海道の「浦河べてるの家」で、ソーシャルワーカーの向谷地《むかいやち》生良《いくよし》らによって開発され、最初の実践者は統合失調症の患者だった［向谷地 2005: 3］。当事者研究は、原則としてはグループワークの場を設定し、ホワイトボードなどに当事者と協力する仲間たちの発言を書いたり図示したりする様式をとる。

これを発展させて、熊谷と綾屋は、『発達障害当事者研究』および『リハビリの夜』で、「現象学的当事者研究」あるいは「障害の自己エスノグラフィー」とでも言うべきものを作りだした。本書は、それらの試みを独自に引きついだものと言える。

人文学の分野では、普遍性の記述をおこなう自然科学の多くの分野とは対照的に、個性の記述が注力される。それに似て、「普遍性を目指さない」人間研究が、当事者研究の課題と言って良い［河野 2013: 101–102］。他方で、浦河べてるの家では「統合失調症○○型」のような「自己病名」が好んで命名されるし、前述した現象学的当事者研究ないし障害の自己エスノグラフィーでは医学的言説が活用されている。つまり「当事者研究は、医学的な定義に違和感を覚え、オリジナルな言葉を紡いでいくときにも、医学と概念的には連続性を保つ」という自然科学的側面と無縁ではない［池田 2013: 129］。

かつ当事者研究には、当事者と社会の関係をほぐしていく実践的な社会科学という役割もある。当事者研究はあくまでも当事者のための精神療法（心理療法）だが、同時にそこには人文学、社会科学、自然科学を独自に総合する独特な知的営為という側面がある。

熊谷は二〇二〇年、当事者研究を先端的な自然科学の手法によって増強する試みを発表した［2020: 93–168］。**これに対して、私は当事者研究を文学および芸術と関係づける**。また私は、本書の成立を学問的営為のみには負わず、創作という芸術的営為にも負っている。

本書には、被観察者（私自身）の体験世界を詩的な語りとして紡ぐという一種の創作的側面（I部）と、それをコラムとして解説し、ときには人文学的な、ときには社会科学的な、ときには自然科学的な解説を付けてゆくという別種の創作的な側面（II部）が、そしてさらに小説めいた文章の執筆というまた別の創作的側面（Ⅲ部）が並存しているのだ。

97 オープンダイアローグと当事者研究

依存症の自助グループで「ＨＡＬＴ」（ホールト、またはハルト）と呼ばれているものがある。お腹《なか》が空いているとき（hungry）、怒っているとき（angry）、ひとりぼっちでさびしいとき（lonely）、疲れているとき（tired）、依存のスイッチが入りやすいということだ［アダルト・チルドレン・アノニマス 2015: 8］。

ここに挙げた四つの要素のなかで、もっとも避けることが難しいのは「ひとりぼっちでさみしいとき」ではないだろうか。そもそも人間関係が痩せほそっているからこそ、一極集中で嗜癖に囚われ、依存症に陥るのだ。

人間関係を太くして、孤立から抜けだすこと。ここに追いつめられた心の再生の鍵があると思う。その点で、オープンダイアローグ（開かれた対話）の原理に私は共感する。オープンダイアローグはフィンランドで統合失調症の治療のために生まれた療法で、当事者、その家族、専門家が対話を重ねることで、複数の声が共存するミハイル・バフチンの言うポリフォニー（多声性）を実現し、当事者を孤立から解放するというものだ［斎藤 2015: 9–78］。

当事者研究でも、オープンダイアローグのポリフォニーが実現している。当事者研究では当事者、司会者、ホワイトボードの書き手、当事者と似た問題を抱えている仲間が話しあって集合知がアップデートされていくのだが［國分／熊谷 2020: 317］、それはポリフォニーの実現と言うこともできるからだ。

私は現在、発達障害自助グループ「月と地球」、障害などに苦しむマイノリティも悩みごとを持つ「普通の人」も対象とした当事者研究会「宇宙生活」を京都で主宰し、当事者研究をおこなっている。加えて発達障害者、アダルトチルドレン、LGBTQ+、宗教二世信者のための当事者研究会などを個別に開催している。発達障害者が文学・芸術について語らうための会合、ASD者にとって快適な時間や空間を探究する研究会、数人で立ちあげた「ミニ・オープンダイアローグ」の会合も、当事者研究への応用をつねに模索しながら運営している。

私がこれらの活動に入れこむ思いは強く、始めてから半年のうちに主催した回数が百回を超えた。自助グループの運営や参加の活動を続け、さまざまな苦労を記録し、数年後に『発達凸凹☆自助グループ万歳！（仮題）』という本を出せればうれしい。

当事者研究から私が学んだことは数多い。個々の知見などは本書の全体に活用されているが、当事者研究そのものについて思うことをふたつ書いておこう。

第一には、当事者研究会を主宰したり、それに参加したりすることは、その場の苦しさの「誤魔化し」を期待してのことかもしれないし、すぐに効果を感じられないこともあるかもしれないのだが、それでも**参加する意義はつねにあるということ**。

当事者研究に参加すれば、いつもと異なる環境に身を置き、それが心を耕すという「ケア」が発生する。自己研究や他者の発言によって、自分自身の苦労の仕組みを発見し、生き方を自発的に変化させるという「セラピー」が発生する。当事者研究の仲間と交流し、またそこで学んだことを外部でも活用したり、意識しなくても影響を引きずることで、人間関係が変わるという「リカバリー」が発生する。

第二には、**当事者研究をおこなう際には恨みの物語から解放されるように心がけること**。というのも、誰かを、あるいは何かを恨んでいると、その物語の回路に呪縛されたままになってしまうからだ。

当事者研究は中動態の空間を作りだす。なぜなら、それは自分の生きづらさを、自分がひとつの過程のなかにあるものとして解明する技法だからだ。それは当事者が身を置いている問題から、ほかの当事者たちとの共同作業によって、自身を別の新しい物語へと送りだす技法とも言える。自分の内省と他者の発言をサポート資源として、新しい物語を生きはじめる。先に述べたオープンダイアローグでも、同様の仕組みがはたらいている。

本当に生きやすさにつながるのかと疑心暗鬼で、あるいは怨恨の感情に満ちて当事者研究に参加する仲間もいるが、私は彼らに特に以上の二点を伝えたい。実際、会合でそのように声を掛けるときもある。

98 法の管轄、当事者研究の管轄

二〇二〇年、当事者研究を告発する動きが起こった。当事者研究とは無関係に強制わいせつ事件が発生したのだが、東京池袋にあるコミュニティホーム「べてぶくろ」でそれを当事者研究の課題として処理しようとしたスタッフがいたというのだ［渋井 2020: 129–131］。私としては、傷ついた人の心が救われること、問題の施設が自浄作用を果たすこととともに、法の管轄によって問題が処理されることを期待している。

当事者研究は、先に述べたように中動態の空間を作りだす。熊谷が言うように当事者研究は「犯人探し」をせず、「メカニズム」に集中する［当事者 2020: 38］。犯人探しを目的とするような当事者研究は、多くの場合、効果的なものにはならない。だが、法ではまったく異なる。法では犯人探しをしなくてはならない。事件の能動と受動を切りわけなければ、法は実質的な意味を失う。そのように当事者研究は当事者研究の次元に、法は法の次元にある。当事者研究で扱うべき案件は当事者研究で、法で扱うべき案件は法で扱う必要がある。

べてぶくろの生みの親に相当する浦河べてるの家は、キリスト教の精神と強い結びつきを持つ。「ベテル」は旧約聖書の言語、ヘブライ語で「神の家」を意味する。そこで、この問題にあたっては新約聖書の一節を引用するのが適切だろう。

人々は、イエスの言葉じりをとらえて陥れようとして、ファリサイ派やヘロデ派の人を数人イエスのところに遣わした。彼らは来て、イエスに言った。「先生、わたしたちは、あなたが真実な方で、だれをもはばからない方であることを知っています。人々を分け隔てせず、真理に基づいて神の道を教えておられるからです。ところで、皇帝に税金を納めるのは、律法に適っているでしょうか、適っていないでしょうか。納めるべきでしょうか、納めてはならないのでしょうか。」イエスは、彼らの下心を見抜いて言われた。「なぜ、わたしを試そうとするのか。デナリオン銀貨を持って来て見せなさい。」彼らがそれを持って来ると、イエスは、「これは、だれの肖像と銘か」と言われた。彼らが、「皇帝のものです」と言うと、イエスは言われた。「皇帝のものは皇帝に、神のものは神に返しなさい。」［共同訳聖書実行委員会 2001：マルコによる福音書 12章13–17節］

一七　文学と芸術

99 回収システムを開く文学と芸術

綾屋は自分の内面で、トラウマとは無関係のフラッシュバックから「ヒトリ反省会」が立ちあがり、それが別の人格との「ヒトリタイワ」に、さらに白昼夢めいた空想世界の「オハナシ」に発展すること、ときとして自己嫌悪の連鎖を意味する「シュトコー」に陥ることもあることを述べている［2008: 87–100］。

私にも同じ心理機構が備わっていて、私はこの全体を〈回収システム〉と呼んでいる。この回収システムが発動すると、仕事としてやらなければならないことができなくなり、井上雄彦のマンガ『ＳＬＡＭ ＤＵＮＫ』に登場する三井寿のセリフ、「なぜオレはあんな時間を……」を呟きながら崩れおちてしまうので、フラッシュバックと「ヒトリ反省会」が連続した時点で、文学と芸術の短時間の鑑賞に自分を差しむけ、それを跳躍エンジンとして日常への復帰をもくろむ。こうして、「ヒトリタイワ」と「シュトコー」に続く回路は切断される。

とはいえ、それがうまく行かず「シュトコー」に回収されてしまうことはときどきある。私は綾屋の言う「シュトコー」を自虐的に〈愉快なメリーゴーラウンド〉と呼んでいるのだが、自己嫌悪の水路に流されてしまうのであれ、自分を癒すために必要な過程と感じることもあるから、ときには回転木馬に乗っているなと自己分析しつつ、自己嫌悪と自己憐憫の混ざった感情を楽しむことがある。

それでも真に望ましいのは、文学と芸術の観賞だ。それは愉快なメリーゴーラウンドよりもはるかに、私の弱った心の再生をもたらしてくれる。

100 文学と芸術のマインドフルネス

私にとって、多くの文学と芸術が高次な意味合いでの慰めになった。文学と芸術によって精神の高まりを感じることが、私の何よりの生きがいになった。それらはまた、地獄行きのタイムマシンを阻止してくれる力も持っていた。

トラウマからの回復には、「情動脳と仲良くなる」ことが必要だと指摘するヴァン・デア・コークは、穏やかな呼吸などによって過覚醒に対処すること、「いまここ」への集中を促すマインドフルネスを活用すること、誰かと絆を結んで関わりあうこと、音楽、演劇、舞踊、スポーツなどによるリズムの共有と同調を利用すること、体の緊張を放出させるために触れること、強制された受動性を撥ねかえすために行動を起こすことを重視している［2016: 338–358］。

私の場合は文学と芸術によって過覚醒に対処し、マインドフルネスを体感し、話題を共有できる友人や知人と関わりあい、リズムの共有と同調に酩酊し、書物のページをめくったり、映画館に出かけたりし、レコードを「digる」（探索し収集する）ことを通じて、いろいろなものに触れたし、行動を起こしもした。

創作物のあるものは娯楽性が強く、私たちを時空の彼方へと拉致する役目を果たすが、あるものは芸術性が強く、私たちの意識を「いまここ」へと釘づけにする。トラウマや嗜癖によって感情が過剰になったり不足していたりする際には、感情を「健全な中間レベル」に戻すために安全な場所へと着地（グラウンディング）する必要があるのだが［ナジャヴィッツ 2020: 166］、私にとって好ましい文学と芸術は、まさに「いまここ」への着地をもたらしつづけた。

私は、当事者研究会を含む自助グループに関して指摘したケア、セラピー、リカバリーの三つの力が、文学と芸術にも宿ると主張する。文学と芸術に「癒し」の力があるという言説は「素人くさい」と思われるかもしれない。すぐには学問的なエビデンスを取るのは困難かもしれない。だが私はここでも、文学と芸術を愛する「障害の当事者」という立場から、文学と芸術の力を専門的知識に匹敵する体験的知識として語りたい。

少し考えてみただけでも分かることだが、**心が傷ついている人が創作物に触れると、そこから元気や勇気を受けとることができる。そのとき起こっていることは、小規模でも確実な治癒や療養なのだ。その意義は、これまでの医療や福祉であまりにも過小評価されてきた。**

文学と芸術によるケアとセラピーとリカバリーの探求は、未踏の地のようにして私たちの眼前に広がっている。

101 多重スティグマ

「スティグマ」とは本来は聖痕《せいこん》を意味するが、社会学では「汚名」を意味する。このスティグマに関しては、論者によってさまざまな定義があるから、本書では私も独自の定義をおこなおう。

まずスティグマには、「社会的スティグマ」と「個人的スティグマ」があると考えたい。社会的スティグマとは、個人に対して、「彼女は癩《らい》病だ、近づくと危険だ」「あいつはゲイだから生産性がない」といった汚名を貼りつけようとする社会からの動性を指す。個人的スティグマとは、個人が社会的スティグマを取りこんで、「自分は虐められっ子のゴミだ」「私は世のなかの役に立たない身体障害者なんだ」などと内面化された意識内容を指す。

個人的スティグマは複数が集まって「多重スティグマ」を形成することが多い。多重スティグマに込められる意味合いも多種多様だが［熊谷 2018: 65–82］、本書では右に述べた個人的スティグマが団子状に縺れあったものを多重スティグマと呼びたい。

たとえば「私はレズビアンの上に、みじめにも生活保護を受けている」「ぼくは盲目で不登校でどうしようもない」のようなものだ。私の場合は、「発達障害者という知的障害者の仲間」で、「気持ちが悪い信仰宗教の元二世信者で幼稚なアダルトチャイルド」であり、「性的少数者の変態」といった社会的スティグマを混乱したかたちで内面化してしまい、多重スティグマが形成された。これをほぐし、解消することに私は取りくむことになった。

アーヴィング・ゴッフマンは『スティグマの社会学』で、スティグマは暴露されれば当事者の信頼が損なわれるため、当事者はそれを回避するためにパッシング、つまり自己に関する情報操作、隠蔽工作をおこなうことを、多様な例を挙げて説明している［1980: 169–170］。それらの記述を読むと、私にもさまざまなことが思いあたってくる。

私は長年、自分がASD／ADHDと知らず、またアダルトチルドレンの問題が自分に該当するとは自覚せずに生きてきたが、制御できない精神的および身体的な困難を平然たるものへと装うために、いわゆる「変人キャラ」として、自分が生きる場所で受けいれられようと苦闘したことを思いだす。「未熟」「幼稚」「おとなになれない人」と誹謗される機会を減らすために、髭を生やしたり、老成して見える眼鏡をかけたりして、毎日を扮装者として過ごした。

カルト宗教によって洗脳されていた事実を隠しつつも、青年時代は自分の洗脳を解くために宗教や神秘的体験について熱心に学ぶ日々を送っていたが、自分がそのような領域に関心を持つのはあくまで学術的な理由にもとづいているのだというふりをして、ときには自分をカルトではない宗教の教育を受けた人間だと苦しまぎれの嘘をついたこともあった。

自分の性自認や性的指向の揺らぎにうろたえながら、動揺を隠すために、LGBTQ+に関して開明的な立場を表明したり、性的少数者の援助者（アライ）に見えるように、つまり自分が当事者には見えないようにしたりという工夫に心を砕いたりした。そのようにして、私は多重スティグマの奇形の多頭児のようにして生きてきた。

私は文学と芸術によって多重スティグマを「あやす」ことができ、それを低減させた。特に外国語や古語を現代の日本語に置きかえる翻訳作業は、私を自由の時空へと導き、多重スティグマを溶解させた。読者諸兄姉も、ぜひとも試していただきたい。簡単な英語でも日本語の古文でも構わないから、あなたが訳してみたいと思ったものを、日本語のあなたが好きな文体へと鋳造しなおしてみてください。また文学と芸術（娯楽要素の強いもの、たとえば韓国ドラマやアニメでも良い）について語りあい、それらの魅力を他者と確認しあうことが、同じように多重スティグマに作用する。

私は、そのようにして長い年月を生きてきた。文学と芸術に浸り、ある言葉から別の言葉への翻訳を体験し、またその体験の原液を他者と共有することは、私の環境を変えるケア、私という個人を変えるセラピー、そして人間関係を変えるリカバリーの効果を発揮した。

現在の私は自助グループの運営と、「ひとり自助グループ」のように機能した本書とそのもとになった論文の執筆によって、自分の多重スティグマをあやすことを促進している。当事者の語りにはスティグマを低減させる効果があると言われる［熊谷 2020: 184–185］。坂口恭平も、多くの人は他者の声をインプットしすぎることで無力感に捉われるようになっているから、自分の好むことを声に出してアウトプットすることで、自分のための「薬」を生成することができると述べる［2020: 257–258］。

文学と芸術を通じて自身を変え、他者と結ばれる。安心できる場を提供する自助グループで語ることで、個人的スティグマは低減する。準備が整ったら外部に向けても発信することで、さらに個人的スティグマは低減し、加えて社会的スティグマも低減させることができる。もっとも、それには文学と芸術について、そして自分自身について語る内容が、充分な真正性を帯びている必要がある。誤魔化しながら語っていると、自己再生は始まらない。

102 『コンビニ人間』

先に述べたように、私は文学と芸術について語りあう発達障害の自助グループも運営している。**いままでに扱った作品でもっとも反響が大きかったのは、村田沙耶香の『コンビニ人間』だ**。未読の発達障害者はぜひ一度、読んでみていただきたい。「ガラスの中の自分を感じている」主人公が登場する二〇一〇年代の日本文学だ［村田 2016: 151］。

冒頭の部分。「コンビニエンスストアは、音で満ちている。客が入ってくるチャイムの音に、店内を流れる有線放送で新商品を宣伝するアイドルの声。店員の掛け声に、バーコードをスキャンする音。かごに物を入れる音、パンの袋が握られる音に、店内を歩き回るヒールの音。全てが混ざり合い、「コンビニの音」になって、私の鼓膜にずっと触れている」［: 3］。ここにＡＳＤ者は自分の聴覚過敏と同質の感覚を見てとるだろう。

コンビニでのみ働くという、同一性保持にもとづいた強固なこだわり。「なぜコンビニエンスストアでないといけないのか、普通の就職先ではだめなのか、私にもわからなかった」[: 21]。そんなこだわりが、あなたにはないだろうか。

突如としてやってくる霊感。

そのとき、私にコンビニの「声」が流れ込んできた。／コンビニの中の音の全てが、意味を持って震えていた。その振動が、私の細胞へ直接語りかけ、音楽のように響いているのだった。／この店に今何が必要か、頭で考えるよりも先に、本能が全て理解していた[: 145]。

私にはコンビニの「声」が聞こえて止まらなかった。コンビニがなりたがっている形、お店に必要なこと、それらが私の中に流れ込んでくるのだった。私ではなく、コンビニが喋っているのだった。私はコンビニからの天啓を伝達しているだけなのだった[: 148]。

類似の体験、あなたには覚えがありませんか。

もちろん型どおりのASD者と感じられない面もある。主人公はマルチタスクをソツなくこなしているが、これは発達障害者にはめずらしい。とはいえADHD者には、多動の能力を生かしてそのようなことが得意な者もいるから、ASDとADHDが併発していると考えれば、それほど無理はないかもしれない。私自身、学部時代は深夜のコンビニでアルバイトをしていた。

あるいは、子どものころの主人公が、公園で死んでいた小鳥を見て「お父さん、焼き鳥好きだから、今日、これを焼いて食べよう」と発言する衝撃的な場面[：7–8]。これはむしろサイコパスにふさわしい描写だろう。主人公は、ＡＳＤとＡＤＨＤの併発者を誇張したキャラクターなのか、それとも作者がＡＳＤとサイコパスを合成してこうなったのか、と私たちは意見交換する。

この作品について発達界隈の仲間で語りあっていると、この主人公に作者自身がどこまで投影されているのかという問題に関してさまざまな憶測も出るが、なによりもこの小説に「のめりこんだ」と礼賛するＡＳＤ者やＡＤＨＤ者が多い。自分が抱えているのと同種の生きづらさが小説化され、社会に広く受容されたことで、自分自身が「救われた気がする」と語る仲間もいる。

一八　言語

【103】言語マニアの言語音痴

私たちは――ＡＳＤ者も多くの場合は意識しないことだが――ふだんからバイリンガルとして生きている。私たちは、一般的に母語と呼ばれるものの外形を借りて構築される「自分語」と標準日本語の往還をおこないながら、コミュニケーションをおこなっているからだ。

私にとっては母語は自分語、標準的な日本語が第一外国語、大阪弁が第二外国語だった。多くのＡＳＤ者は方言を苦手とし、話せる者も標準語との使い分けに手こずるが［松本 2020: 232–236］、私も同様で、大阪弁をしゃべるときは「大阪人のキャラ」を演じなくてはならなくなる。私には英語が第三外国語、現在大学で教えているドイツ語が第四外国語、英語とドイツ語に次いで操るのが得意なスペイン語が第五外国語ということになる。

私はそのほかに、フランス語、イタリア語、ポルトガル語、アイスランド語、ラテン語、古典ギリシア語、ロシア語、中国語、韓国語を学んできた。たくさんに見えるかもしれないが、初歩的な教科書のレベルに留まったものもいくつかあるし、日常的に運用できる範囲は限られているから、多くが錆《さ》びついている。不慣れな言語を話していると混じりあうこともあるから、海外ではしばしば「怪しい外国人」になる。

綾屋は月や植物を仲間とし、また手話によって他者とつながろうと考えたことを記している［2008: 125–167, 178–187］。私にとっても月や植物は仲間だったが、加えて外国語で他者とつながろうとしたのだった。自分が他者とうまく交流できないのは、「日本が自分に合っていないのだ」と推測していた。この推測はまちがっていた。実際には、**私と他者のあいだにあるのは、発達障害者と定型発達者の断絶なのだから**。

言うまでもないが、私は語学の天才ではまったくない。標準的な日本語すら、それは第一外国語としての位置づけにあるために、私はしばしば不充分にしか操れない。

104 少数派の言語様態

ＡＳＤ者には冗談が分からないことが多い。その場の「空気」や文脈、言葉の裏表を重層的に読みとることを不得意とするからだ。しかし、冗談をこよなく愛する場合もある。

ブラウンズの例を見てみよう。彼は友人から、成績が良いと子どもでも結婚できると吹きこまれ、信じてしまう [2005: 174–178]。つまり、冗談に関して感度が低い。他方で彼は、クロスワードパズルを制作し、特に左上の角の〈MORIBUND〉（瀕死の）と〈MALIGNOM〉（悪性腫瘍）の〈I〉が交差する点を誇らしく感じる。冗談の感性が個性的なのだ。それを見せられた彼の母親は、息子の陰惨な発想に衝撃を受けて泣きだし、かすれた声で「あんまりだわ。あなたは無神経で冷酷よ」と言ったという [: 382–384]。

私も若いころはブラウンズのように、しばしば定型発達者の冗談が理解できなかった。他方で個性的な冗談を操る力が発達した。

発達界隈にいると、性的な冗談を見たり聞いたりすることが多い。女性の発達障害者も好んで性に関する話題を口にする。場合によっては、男女ふたりきりのときに、そうするＡＳＤやＡＤＨＤ

の女性もいる。しかも、それはしばしば性的な誘いを意図したものではなく、「そうしゃべりたいからしゃべっているだけ」なのだ。このことをよく理解しておかないと、性犯罪が起こってしまうから、発達障害の人が身近にいる人たちは気をつけてほしい。もちろん、その状況に付けこもうとするのは論外だ。あらためて、「脳の多様性」の理念がもっと広まってほしいと思う。

私たちは定型発達者とは、いわば「ツボが異なる」だけでなく、多くの人が感じたり考えたりしないことを、考えたり感じたりしている。母語の日本語が第一外国語だから、どうしてもうまく表現できないことがある。

ＡＳＤ者は私的言語、特異な言い回し、造語などを好むと指摘されている［Volden 1991］。私もそうだ。本書でも水中世界、無数の渦巻き、記憶のアウトソーシング、純粋水、光合成、うごく動物園、雑談サバイバル、キマイラ現象、めそめそモード、大きな過集中と小さな過集中、地獄行きのタイムマシン、四方域、回収システム、愉快なメリーゴーラウンドなど、独自の表現を多用してきた。

私は日本の作家では特に大江健三郎と村上春樹に愛着を感じてきたが、**その理由のひとつは、彼らに私と同じ言語様態を見たからだった**。

大江の〈新しい人よ眼ざめよ〉〈洪水はわが魂に及び〉〈空の怪物アグイー〉〈万延元年のフットボール〉〈みずから我が涙をぬぐいたまう日〉〈揺れ動く〈ヴァシレーション〉〉〈われらの狂気を生き延びる道を教えよ〉などは作品名だけでも興奮して喘ぎたくなる。

村上の〈石のまくらに〉〈女のいない男たち〉〈かえるくん、東京を救う〉〈神の子どもたちはみな踊る〉〈4月のある晴れた朝に100パーセントの女の子に出会うことについて〉〈世界の終りとハードボイルド・ワンダーランド〉〈ねじまき鳥と火曜日の女たち〉〈緑色の獣〉〈めくらやなぎと、眠る女〉なども同様。

私がハイデガーを好むのも、同じ理由によるところが大きい。現存在、世界内存在、心配、情態性、被投性、時間性、歴史、出来事、組み立て、四方域など、彼は好んで新しい語を鋳造したり、既存の語に独自の意味を注入したりする。「この気持ち、めっちゃよく分かる」というのが私の実感だ。ただし彼のその独自路線が、ナチズムへの共鳴に通じているという面はあるかもしれない、と不安だが。

105 裏表がない

嘘がヘタなことでは、ASD者もADHD者もよく悩んでいる。話を合わせられないからだ。ASDの場合は、「シングルレイヤー思考特性」が関係していて、重層的な構造の把握が苦手で、本質的なことだけを語りたがる傾向があるためと思われる。ADHDの場合は、不注意や衝動性の特性が原因だろう。裏表をうまく使いわけることは、私にもしばしば難しい。

多くのASD者は多弁に、一部のASD者は選択性緘黙《かんもく》に悩んでいる。私にも多弁と無口が併存している。グランディンは、「人が話していることは、すべて理解していたが、私の反応は限られていた。応えようとしたのだが、話し言葉はほとんど出なかったのである。それは吃音にも似ていた」と語る[1994: 25]。

とてもよく分かる。私は疲れるとすぐに言葉の裏表を使いわけられなくなり、緊張する。緊張すると黙りこみ、まったくしゃべらなくなる。そういう場面で必要があって無理にしゃべろうとすると、微弱な吃音が出る。

裏表を使ったコミュニケーションは疲れるため、私はしばしば「人称を含めたオウム返し」を用いる。DSM-5でASDの診断的特徴には、「自分のことを言うとき「あなた」という単語を使用」することが例示されているが［APA: 53］、これは言葉をある意味で「裏表」にしながら運用せずに済むからではないかと思う。

私は、たとえば「マコトさんはどうしますか」と尋ねられて、「マコトさんは、そろそろ帰らせていただこうかなと考えているところです」と、「先生はいま、お時間はございますでしょうか」と尋ねられて、「はい、先生はいまお時間ありますですよ」などと答えることがある。

そこには冗談の要素もあるのだが、そうすることで省エネに成功し、快適なのだ。ASD者にエコラリアがあるのも、もしかするとそれが「言語運用上、燃費が良いから」という要素があるかもしれない。

106 本書の成立過程

本書は、もとは論文内のエスノグラフィーだった。まず自分語による自己についての語りを書き、それに対する詳しい自註を付けた。それを加筆して本書のI部とII部が成立した。私は、バラバラの内容をまとめた自註を一一一本のコラムに再編成し、II部に据えた。その上で、個々のコラムを自分語で語りなおした詩を書き、I部に据えた。I部は変形日本語の自分語で語る私、II部は第一外国語の標準日本語で語る私だ。この分裂は、私の内面に即応している。

自分の第一次的な思考法に即して話せば、I部に書いたような語り口が生まれる。それは「脳の多様性」の少数派に属する者たちの言語様態と言って良い。しかし、私たちはこの言語様態が多数派には通じないことを経験上、熟知している。それどころか、私たちのあいだでも相互に通じないのだ（！）。

つまり、私たちは私たちの共通言語を持っているわけではなく、私たちひとりひとりに固有の言語が実装されている。結果、私たちは自分自身の言語を共通言語に変換しなければ、意思疎通への扉が開かれない。すなわち私たちは、私たちの固有の言語を、第一外国語としての「定型発達者の日本語」に翻訳しなければならない。そうすると、このⅡ部のような記述が生まれてくる。

重い吃音者は、吃《ども》りそうな単語を予覚しながらしゃべり、類語に言い換えたり、国語辞典の説文のように言い換えたり、中途半端な言い方をして冗談を装うとのことだが［伊藤 2018: 120–132, 195］、私たちＡＳＤ者も同様の作業をひっきりなしにおこなっている、あるいはおこなおうとして失敗していると言える。

失敗を避けるためには、会話のテンプレートを大量に用意するという方策があるが、これによって特定の「キャラ」を演じざるを得なくなり、自分が「うまくいくための方法」に乗っとられて、何のためにその人格を演じているのか分からなくなるという、吃音者にも共通する悩み［: 199–210］が発生する。

またＡＳＤには、しばしばアレキシサイミア（失感情症）がつきまとう。このアレキシサイミアによって、私は自分の感情をなかなか言語化することができない。ＡＳＤとアレキシサイミアの相関性は、ｆＭＲＩ（磁気共鳴機能を使って脳神経系の血流反応を映像にする技術）による脳内スキャニングによっても確かめられている［Silani 2008］。アレキシサイミアは、「感情の気づきの問題は共感性、また想像力・空想力などとも大いに関連している」［小牧 2020］と言われ、ＡＳＤには共感性や想像力の特殊性が指摘されることから、そのあたりにアレキシサイミアの原因が潜んでいるかもしれない。

さらにアダルトチルドレンの典型的問題として、「悪夢のようだった子ども時代から感情を抑え込んできて、そうするとひどく傷つくので、自分の感情を感じることや表現することができなくなっていた」［アダルト・チルドレン・アノニマス 2015: 3］ということがあり、私のアレキシサイミアにはこの影響も介在しているかもしれない。さらにPTSDの患者の一部は、アレキシサイミアに悩まされることが指摘されているが［Frewen 2008: 171–181］、これも私に関係している可能性がある。私は、論文から本書に至る作業を通じて、自分のアレキシサイミアを崩すことに成功していった。

ASD者やADHD者には、多弁の傾向もある。アレキシサイミアと多弁は一見すると逆の傾向にも見えるが、アレキシサイミアゆえに、つまり自分の感情を把握しがたいために、言葉数を費やして現実理解を得ようとしている可能性がある。かつ、自分語を定型発達世界の言語へと翻訳する作業はいわゆる意訳になるため、言葉数が増えてしまう。こうして私にも多弁の傾向がある。その多弁の傾向を活用して、このII部は成立している。

I部の自分語には、ASD／ADHD児としての、かつての自分の声が混ざっている。これは一方では発達障害者としての精神的な若さ（あるいは幼さ）に関係しているが、一方では私がアダルトチャイルドとして、いわゆる「インナーチャイルド・ワーク」に取りくんでいることの反映でもある。何歳になっても自分の内側に小さいころの自分がいることを自覚し、名前を付け、呼びかけて応答してもらい、何度も話しかけ、その実在を心と体で感じ、その欲求に耳を傾け、満たし、呪いの言葉から守ってあげ、慰め、励まし、希望にあふれる言葉を得て共生する［伊藤 2020: 272–293］。そのような作業に私も取りくんでいて、その小さなころの「マコト」にI部の詩的言語の一部を語りかけたり、また語らせたりした。

Ⅰ部とⅡ部は、私の生のひとつの現実を別々の角度から再現したものと言って良い。両者は相補的な性質を有し、ふたつがそろって私は私を等身大の自分として提示することができる。さらにⅢ部が、Ⅰ部とⅡ部で表現できない内容を補完する。

107 ＡＳＤ者の間テクスト性

語ることを通じたケアやセラピーでは、当事者の人生が「テクスト」として織りなされていることが明らかにされる［野口 2002: 86-87］。しかしＡＳＤゆえに統一的人格のもろさを備えた私には、私自身がテクストでありつつ「間テクスト性」でもあると感じられた。

間テクスト性は、本来はジュリア・クリステヴァの用語なのだが、言葉がひとり歩きして、さまざまな論者によって用いられた文学批評用語だ。私は、ある文学作品のテクストが別の文学作品のテクストを引用したり、ほのめかした際に、相互作用としてほとばしる電光のようにして現れる意味の輝きを間テクスト性と呼びたい。

赤ん坊のようにして胚胎されるさまざまな諸思想、諸観念、文学と芸術をテクスト、それらを羊水のようにして包むテクストの背景をコンテクストと考えてみよう。すべての人は、コンテクストのなかに身を浴しながら、さまざまなテクストを吸収する。テクストとテクストは呼応しあい、間テクスト性を起ちあげる。そうしながらテクスト、コンテクスト、間テクスト性の総体として人間が生成されてゆく。

しかし私たちＡＳＤ者には、おそらく間テクスト性が平均よりも多く発生している。なぜなら吸収したテクストがキマイラ現象を引きおこしたり、地獄行きのタイムマシンを製造したりして、多数派の仕方での人間形成が起こらないからだ。

こうして**ＡＳＤ者の内面では、大量の異質な声によって織りなされたポリフォニーが発生する**。ただし多くの場合には、それは制御されていない「失敗したポリフォニー」となって響いている。それが制御され「成功したポリフォニー」を生みだすときに、ＡＳＤ者は創発的な達成をおこなうだろう。

一九　未来

108 夢のDSM-10

現在の国際的な「障害」理解の雛形を提供するWHOの国際生活機能分類（ICF）は、つぎのように説明する。障害理解には、医学モデルと社会モデルがある。「障害という現象を個人の問題としてとらえ、病気・外傷やその他の健康状態から直接的に生じるものであり、専門職による個別的な治療というかたちでの医療を必要とするものとみる」のが医学モデルで、他方、「障害を主として社会によって作られた問題」とみなし、「障害は個人に帰属するものではなく、諸状態の集合体であり、その多くが社会環境によって作り出されたものである」と考えるのが社会モデルだ。ICFは「これらの二つの対立するモデルの統合」をおこなう［世界保健機関 2002: 17］。

この雛形に対応するように、私たちの界隈ではしばしば発達障害はそれ自体が障害ではないという意見が表明される。私たちには定型外の発達特性（発達凸凹）があり、それが環境への不適応を起こすことによって、実質的な発達障害が出現するという考え方だ。「発達障害」の要因を個人の特性だけに見る医学モデルも、環境だけに見る社会モデルも採用せず、個人と環境の組み合わせの悪さという総合性に見いだしている点で、この考え方は国際的に標準的な障害理解と言える。

実は、このような障害理解はDSM-5にも影響を与えていないわけではない。DSM-5では、ASDの診断として「その症状は、社会的、職業的、または他の重要な領域における現在の機能に臨床的に意味のある障害を引き起こしている」こと［APA: 50］、ADHDの診断基準として、「これらの症状が、社会的、学業的、または職業的機能を損なわせているまたはその質を低下させているという明確な証拠がある」こと［APA: 59］が挙げられている。

これはDSM-5が、個人の内部に障害を発見して事足りると考える医学モデルだけではなく、社会的な仕方で障害が顕在化することによって初めて障害が診断されるべきだという社会モデルを、微弱なかたちながら取りこんでいることを意味している。もっとも、DSM-5ではその傾向は「なま煮え」のようになっていて、原則的には医学モデルが濃厚だということは、上の文言で障害の発生源を個人に見ていることからも、またすでに何度も指摘した一方的な態度からも、明らかだろう。

医学モデルと社会モデルの総合は、かなり説得的な見解ではある。しかし、ともすれば障害はなかば社会の責任だが、なかば個人の責任だという論理を導き、**DSM-5のように、問題発生の要因が究極的には個人に押しつけられる結末を導きかねない**。私としては、個人と環境の不適合に障害の発生を見ることには同意できても、原則としてその発生を社会が抑止しなければならないと考える。つまり、そのような「社会モデル」の強化によって、「脳の多様性」が広く認められるべきだと考える。

では未来のDSM、つまりDSM-6やDSM-7はどのようになることが理想的だろうか。社会モデルをもっと取りこんだ記述にするべきだろうか。たしかに、まずはそれが望ましいだろう。発達障害が発生するのは、当事者の内的脆弱性が社会の至らなさと葛藤を起こすからだと記述するのだ。

だが、さらに私はずっと未来のDSM-10とその時代を夢見る。その書物には、すでに「発達障害」（神経発達症群）が収録されていないし、その時代には、この名称そのものが別様に変化している。かつて、DSM-IIの第五刷までは同性愛も精神疾患として収録対象だったが、一九七四年の第六刷でそれが削除された［Spitzer 1981］。それと同じようにして、発達障害もやがては精神疾患と見なされなくなるという未来だ。

発達界隈には、自身の発達特性を自覚して、自己理解を深め、社会と軋轢《あつれき》を生まないように自身で率先して環境の調整を図ることが、もっとも重要な課題だという意見も多い。私も自己理解の重要性について異論はない。なにより、当事者研究は自己理解を深める手段として最適のものだ。しかし社会変革への希求がなければ、究極的な解決は得られない。短期的および中期的な目標としては自己理解を、長期的な目標としては社会変革をめざす、という二面作戦が必要だろう。

109 みんなで生きる多様性

多様性ということばにウサンくささを感じる読者がいるかもしれない。本書の編集者、白石正明も「「多様性」という言葉には、私ちょっと警戒感があるんです」と言っている。「想定範囲内のバリエーション」としての多様性なんか多様性じゃない、「〞多様性〟と言って済ませられる範囲を超えた現実」こそに眼を向けるべきだと［白石 2019］。まったく同感だ。私が考える「脳の多様性」も、想定外のもろもろを含みこんだ多様性だからだ。

私が「脳の多様性」という概念を支持する第一の基盤は、差別される側からの運動の伝統を受けてのことだ。この理念を私は、熊谷から学んだ。

熊谷は、脳性まひの当事者たちによる障害者解放運動団体「青い芝の会」を率いた横塚晃一に特別の思い入れを抱いている。横塚はつぎのように書いた。

「私達障害者の意識構造は、障害者以外は全て苦しみも悩みもない完全な人間のように錯覚し、健全者を至上目標にするようにできあがっております。つまり健全者は正しくよいものであり、障害者の問題は間違いなのだからたとえ一歩でも健全者に近づきたいというのであります」[2007: 64]「以上述べた如き意識構造を私は健全者幻想と名づけてみました。このような健全者幻想を振り払わない限り本当の自己主張はできないと思います」[: 64–65]

「小説家にしろ彫刻家あるいは絵かきにしろそれぞれの分野で自分の世界をつくっております。それは理解して貰うというよりもその作品をもって己を世に問う、あるいは強烈な自己主張をたたきつけるということではないでしょうか」[: 65–66]

「私達脳性マヒ者には、他の人にない独特のものがあることに気づかなければなりません。そして、その独特な考え方なり物の見方なりを集積してそこに私達の世界をつくり世に問うことができたならば、これこそ本当の自己主張ではないでしょうか」[: 66]

「青い芝の会」の主張も、「脳の多様性」運動も、一九六〇年代の黒人解放運動で、「黒」は汚い色、死を思わせる不吉な色、悪魔の色だと考える伝統的美意識に逆らって、〈BLACK IS BEAUTIFUL〉（黒は美しい）を標語として反差別を掲げたことに対応する。それは障害者の世界観の提示を前面に押しだした解放運動だ。

「脳の多様性」運動は、多くの場合、定型発達者に対する権利要求運動として展開されている。それは私たち少数派が、「健常者」対「障害者」という枠組みを崩すために用いる表現と言える。二一世紀初頭に、「脳の多様性」運動で話題になったウェブサイトは、アスペルガー症候群者の反対の定型発達者をつぎのように笑った。

「定型発達症候群は脳生理学上の障害であり、社会問題への没入、優越性の妄想、同調への強迫観念によって特徴づけられる。定型発達者はしばしば、彼らの世界体験が唯一のものか、唯一正解のものと考える。定型発達者はひとりぼっちでいることが困難だ。定型発達者はしばしば、他者の些細な違いと見えるものに対して寛容ではない。定型発達者は集団内では社会性または振る舞いが硬直し、よく機能不全な、あるいは破壊的な行動に、さらにはありえない儀式にすら執着するが、それらは集団のアイデンティティを維持するためなのだ。定型発達者は直接的なコミュニケーションを苦手とし、自閉スペクトラム症者に比べてはるかに嘘をつく傾向がある」

「定型発達は遺伝に由来すると考えられている。検死解剖によると、定型発達者の脳は自閉スペクトラム症者の脳よりも小さく、社会的振る舞いに関連する領域が発達しすぎている可能性がある」

「悲惨ながら、一万人のうち九六二五人が定型発達者らしい」[Engdahl 2002]。

だが、私は「脳の多様性」を発達障害者だけに限定して考えてはいない。**定型発達者も全員が「脳の多様性」を生きていると考える**。人類がみな、相互の交流をおこない、地球人の文化を豊かにしていければ素晴らしい、と夢見ている。

私たち発達障害者が定型発達者に貢献できることは多い。発達障害者はそのこだわりや多動性を生かして、研究職やＩＴ産業や芸術界などで、あるいは営業や起業で活躍できるかもしれない。さらに別の生き方への示唆を促すことができる。

綾屋は、自分の空想世界への耽溺を意味する「オハナシ」について、その「世界は明解であるため、オハナシが再生されているときは、現実世界にいるときよりもずっと、「自分がたしかに世界とかかわりをもって生きている」「自分はここに存在してもいいのだ」という感覚を強く味わえているかもしれない。たしかに植物や月や空と対話しているときの私は、どんなときよりも「私」らしい」[2008: 96]と述べている。「私には植物や空や月とならば、つながっている感覚がある。心がかよい合い、開かれて満ちていく楽しさや充足感がある」[: 123–124]とも述べる。

私もこれに似ている。濁った水中世界を脱して純粋水と青のきらめきを得ること、自分を植物として捉えなおすこと、周囲に宇宙を感じること、至高体験を味わうことなどを、私は人生のたぐいまれな喜びだと考える。思うに、このような価値観に、定型発達者であっても、少なくともその一部の人は、心惹かれるところがあるのではないか。**自分たちにもそういうものをちゃんと楽しませてくれ、と欲望するのではないか**。そのような人を増やすことを、私は自分の人生の最大の課題と考えている。

私は決して医学の進歩を見くびっていない。いつか医学が「脳の多様性」ならぬ「脳の一様性」を実現できる水準に達する可能性もあるかもしれない。しかしそれでも私は、その一様性よりも「脳の多様性」が認められ、かつ環境の調整が支援される時代に、最大の幸福を見る。私と仲間たちには、定型発達者には得られないさまざまな体験が起こっているのだ。その体験が軋轢を生まないような社会を再創造するのが妥当な解決だろう。

すべての人々が幸せでありますように。

110 ギフテッドと知的障害

才能あるものを意味する「ギフテッド」は、発達界隈でしばしば話題になる。特別支援教育では、ギフテッドと発達障害を併せもった児童を意味する「2E」(二重に例外的)が注目されている。松村暢隆のつぎの意見に私は全面的に賛同する。

「2E教育の理念を抱いて教師や親が子どもを変えようとする情熱は尊い。しかしむしろ、支援者が障害や才能を指摘して本人を変えようとするのではなく、変わらなくていい、変わってはいけない面を保って、より生きやすくなる環境を提案、整備することを目指す。それが学校でも学校外の教室や家庭でも2E教育の、また発達多様性のある人々に優しい社会の、より広い理念と言えるだろう。今も困っている2E児は違った環境では楽に才能を発揮できるのだから」[松村 2018: 24]。

「脳の多様性」運動は、二〇一五年に国連で採択された、「誰一人取り残さない」を標語としたSDGs(持続可能な開発目標)にも合致している。筑波大学は「SDGsを越えて――共に創る未来社会」という目標を掲げ、「高等教育におけるニューロダイバーシティの実現に関する研究」を進めている。願わくば、この筑波大学の営為が、全国のほかの大学でも取りくまれますように。いま能力を開花させることができない多くの2E学生が救われるだろう。

他方で、私は知能指数の恩恵を受けなかった仲間のことも大切に思っている。自助グループを運営することで、私はASD者やADHD者だけでなく、限局性学習症や知的障害が併発している多くの仲間に出会った。私は彼らに対して冷淡でいることはできない。**私が発達界隈にいてうれしいことのひとつは、そこが学歴や偏差値によって分断されない世界だと何度も実感できることだ。**

国際的な医学の領域では、知的障害は神経発達症候群(発達障害)の下位区分とされており、上位区分としての神経発達症候群と各種の精神疾患が同列に並んでいる。他方、日本の法の領域では、知的障害者には療育手帳が発行されるのに対して、発達障害者には各種の精神疾患者に発行されるのと同様の精神障害者保健福祉手帳が発行される。日本では知的障害と発達障害の関係の理解が、医療と法とで食い違っていることになる。

「脳の多様性」に関して、「重度の知的障害を有するＡＳＤ者などに脳の多様性を見るのは無理があり、脳の多様性は恵まれたＡＳＤ者らの自己満足的な主張だ」という見解がある。知的障害がない場合のみを「脳の多様性」に算入するべきという見解［Jaarsma 2012］には、一定の説得力がある。ある場所や家族内に、重度の知的障害を持ったＡＳＤ者、軽度の知的障害を持ったＡＳＤ者、平均的な知能を有するＡＳＤ者、優秀なＡＳＤ者、天才的な能力を持つＡＳＤ者のうち、複数のタイプを抱えこんでいる場合、彼らを別々のグループと見なすのには抵抗感が伴うかもしれない。しかし、定型発達者でも重度の知的障害が伴う場合には特別な介助の必要が生まれるのだから、ＡＳＤ者の場合でも、それは同様と言える。

このように書くのは、知的障害のある仲間を仲間内から排除したいと考えているからではなく、ひときわ困難な特性を抱えた当事者には、相応の支援が必要と考えるからだ。

また、「脳の多様性」の理念が実現されていない段階で、現状では不可欠な障害者支援が打ちきられるということも、決してあってはならない。「脳の多様性」を認めた社会は、多様性を維持するために必要な支援が整えられた社会と考えるべきだ。先にも書いたように、定型発達者も、彼らにとって暮らしやすい世界が構築されてきたというかたちで支援を受けていることは、忘れるべきではない。

111 「脳の多様性」の理想実現のために

私は現在、「脳の多様性」の理想を広めるためのユニバーサル・デザインやインクルーシヴ・デザイン、問題の当事者が関与するコ・プロダクション（共同創造）に関する研究会を仲間たちと運営している。変えられたほうが望ましいデザインは、必ずしも物理的なものばかりではない。通念、規範、価値観、言語運用といった人々の精神上のデザインも変えていけば、多くの人々にとって住みやすい世界が出現する。

熊谷は書く。「当事者研究は、少数派同士が、自分の体験の中で繰り返されていたり、互いの体験の中で繰り返されたりしているパターンを発見し、そこに新しい言葉をあてはめていくことで、「言葉のユニバーサル・デザイン」を実現する実践ともいえるだろう」[2020: 27]。

この「言葉のユニバーサル・デザイン」を実践するものとしての当事者研究が、日常に広く浸透すれば、私たちも含めて多くの人が生きやすくなる。家族の成員も友人同士や恋人同士も互いに当事者研究をおこないあい、当事者同士の新しい常識、新しい取り決めを創造していくのだ。

「脳の多様性」の理想をめざすには、当事者研究だけでは足りない。ひとつには、それが私たちにとって必要だということを社会に訴えていくしかない。車椅子の使用者が段差のない道を必要とするように、聾者がテレビの字幕や手話通訳を必要とするように、発達障害者もバリアフリーな環境を求めているのだと、多くの人たちに知ってもらいたい。

さらに、「脳の多様性」は定型発達者にとっても需要を満たすものでありえることを、認知させていきたい。バイセクシュアルの女性が社会からの偏見からに悩んでいれば、そのような偏見のない社会を生みだすことによって、多くの人が偏見から解放される。強迫性障害の男性が当事者同士の連帯は難しいと考えていれば、少数派同士の連帯が容易な社会を生みだすことによって、多数派もまた楽になる。社会が寛容になり、人々の吸う空気が、とても美味なものへと変わってゆくからだ。

III——小説風。

眼が覚めたばかりの彼は、とても眠そうな顔つきをしている。眼をつむったまま、口をもごもごして「眠いのに」と言っている。

「ねむねーむ　ねむねむね」

そのように言いつつ、立ちあがる。体型は彼が好んでいるキャラクターのムーミントロールみたい。頭のなかを覗いてみると、彼は、いつも以上に何もかもが水のなかに沈んでいると感じている。

トイレに行って、そのあと歯を磨く。また頭のなかを覗いてみる。どうやら彼が歯を磨く習慣を身につけたのは二十代になってから。毎日シャワーを浴びる習慣がついたのは三十代から。

「発達障害者も発達する」

そうひとりごとを呟く。四十代には、どのように「発達」するのかしら。

この家はモノであふれている。コレクションルームの隅に生活空間があるという感じ。前に住んでいたところは、いろんなモノが雪崩を起こして、ゴミ屋敷めいてしまった。それに比べると、ここはずいぶんスッキリしている。本、レコード、CD、ガラクタ、Tシャツ、オモチャ、DVDなどがたくさん揃っているけれど、並べ方はピシッとしているから。

とは言っても、それは彼が集めたものをなるべく触らないようにしているから。触るとすぐに散らかってしまうのだ。掃き掃除や拭き掃除は、ホームヘルパーのAさんの手を借りないと、うまくできない。

彼はかずかずの自慢のアイテム、珍品たちを見つめて、うっとりしている。本物そっくりな人間の手の液浸《えきしん》標本、学校の理科室に置いてありそうな血管系の人体模型、牙をシャーッと剝きだしたヤマネコの剝製、ヘタウマ風の絵が描かれたインド製の折りたたみテーブル、大正時代に作られた、よもぎ色をした婦人薬の琺瑯《ほうろう》看板、戦中期の軍国少年が自作した「爆弾三勇士」のスマートボール、ロシアに行ったときに入手したサンマの図案の布袋、生きているかのような美少女の球体関節人形。

彼はすでに収集活動を停止しているのに、処分するそぶりを見せない。処分すると部屋に空いた空間ができるから、また集めたくなってしまう、と恐れている。

彼はひとりごとが多い。声に出すときも、出さないときもある。彼はそういうひとりごとを、「いざというときのための会話用テンプレート」の作成と考えている。コミュニケーションが苦手な彼は、自分なりの定型表現をふだんからせっせと溜めこみ、使いまわしているのだ。まるで機械仕掛け、よくできた人工知能のように。

歯を磨きおわった彼は、崇山崇《たかやまたたり》のキャラが書かれたTシャツを着て、冷蔵庫から取りだした明太子フランスパンを電子レンジで温めている。朝食は、一五六日連続で明太子フランスパン。

「Tシャツは毎日違うから、朝はいつも同じで良い」

彼はまたひとりごとを言っている。昨日はマンガ『ときめきトゥナイト』、一昨日は映画『シャイニング』、そのまえはアンディ・ウォーホルのTシャツを着ていた。そしてジーンズ。彼は一年以上まえにH&Mで黒の同じジーンズを三着買って、それを日ごとに変えながら、ついに一年のあいだずっと履きつづけてきた。冠婚葬祭などに出る気配はなく、スーツも着なかった。

「ぼくはミニマリストなんだ」

またひとりごと。こんなにモノにあふれた家に住んでいて、ミニマリストとは、どういう意味だろう。彼の考えでは、モノはたくさんあっても、「ミニマル」な印象を大事にしているとのこと。

MacBook Airの iTunesから音楽を流しはじめる。「コオオオオ」と海中の音が響き、それをつんざくように電子音のような生き物の鳴き声が混じってくる。鳴いているのはミンククジラ。フィールドレコーディングを、彼は理想的な音楽ジャンルと見なしている。中央アメリカの原住民が川の音を叩いて演奏する曲や、カンボジアのラジオ体操、アゼルバイジャンの童謡なども好んで聴く。もちろん普通の流行曲を聴くこともある。何日かまえはKing Gnuの「あなたは蜃気楼」を六時間強、ぶっ続けで一〇〇回以上聴いていた。

いまはマンガ『前科者』を読んでいる。原作者の香川まさひとさんとは、骨董（正確にはガラクタ）趣味を通じて交流が生まれた。プライドマラソンをテーマにした作品『ましろ日』は、視覚障害者を「眼が見えないだけの健常者」として描いている。彼はその作品を読むことを通じて、障害の社会モデルに目覚めたとのこと。

いま彼は『前科者』を読みながら仰向けに寝そべって、全身をガクガク揺らしている。体全体を使った壮大な貧乏ゆすり。と思いきや、バッと立ちあがってフラミンゴのような姿勢を取り、「ピラミッドパワー！」と小声で叫びだした。彼はいそいそとテーブルに向かうと、そこに置いてある紙に、その「ピラミッドパワー！」をしている自画像をサッと書いてゆく。いかにも満足そうに。

彼はしきりに、いろいろな単語を呟いている。いまは〈Tyger Tyger, burning bright〉というウィリアム・ブレイクの詩の一節、映画『勝手にふるえてろ』（原作・綿谷りさ）で松岡茉優が語る決めゼリフ「勝手にふるえてろ!」、テレビゲーム『ペルソナ5 ザ・ロイヤル』の「屋根裏のゴミ」という罵倒。何度も何度も口にする。

彼は立ちあがると、トイレのほうに歩きだす。でも、彼の行動は直線的ではない。トイレの前で止まって、また戻ってきて寝そべる。その四秒後にはまたしても立ちあがる。部屋のなかをうろうろして、三角座りをしてみたり、また立ちあがってトイレに向かって歩いていくものの、トイレに入らずに戻ってきたりする。突き動かされたように動いている。動物園の生き物たちに、とても似ている。

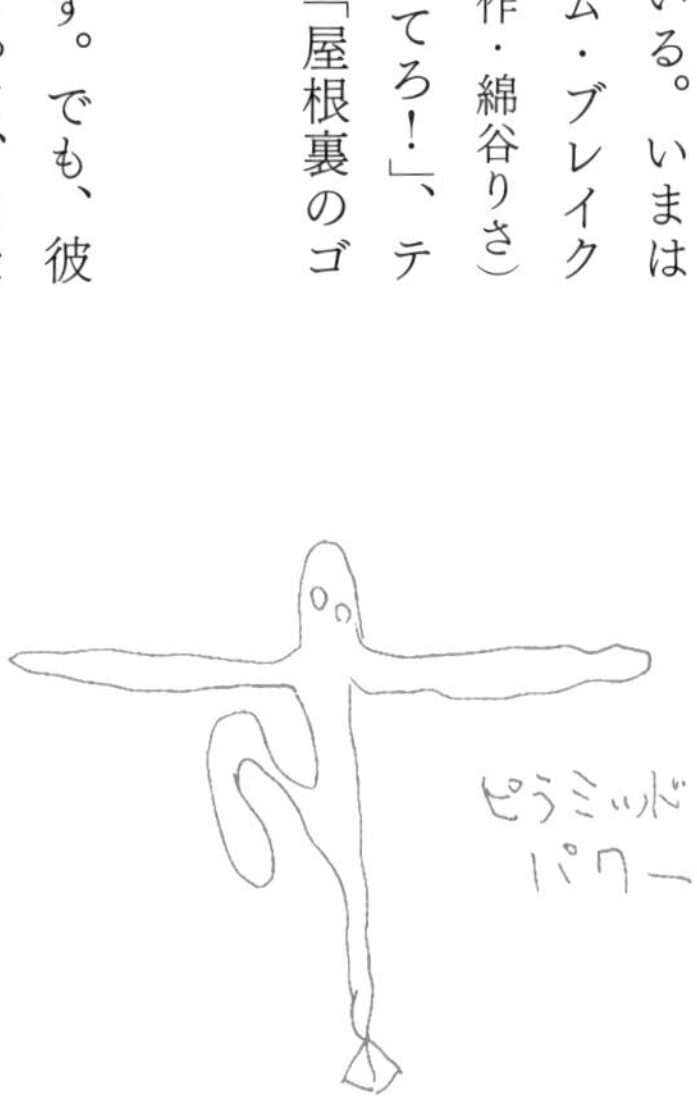

*

薬の飲み忘れに気づいたみたい。彼はテーブルの上のカプセル薬をつかんで、飲みこんでいる。ＡＤＨＤの薬、ストラテラ。正確にはそのジェネリック、成分名アトモキセチン。これを飲むことで、彼の水の世界は濃度を下げる。

立ちあがって本棚から『プーシキン詩集』の原書を取りだし、めくりだす。翻訳の時間の始まり。彼はロシア語に自信がないため、ドイツ語と対訳になっている版を使用する。寝転んで書物のページを開いたままにして、ロシア語を見、ドイツ語を見、インターネットでいろいろ検索して訳していく。

めくるめく瞬間を思いだす
ぼくの前にきみが現れた
消えさる幻像のように
純粋美を体現するかのように

彼はいわゆるロマンチスト。少女マンガのような「運命の出会い」のモティーフに弱い。ＡＳＤの人は普通よりも孤独に強い。でも、それだけにとてつもなく孤独になりがち。結果、常識離れした絆に憧れてしまうのだ。

彼はまた立ちあがり、ウェルギリウスの『農耕詩』を本棚から取りだした。ラテン語も苦手にしているから、やはりドイツ語との対訳版を使用する。ラテン語を見、ドイツ語を見、インターネットでいろいろ検索して、訳してゆく。

だがオリーヴは幹の挿し木が良い。
葡萄は取り木が適している。
女神ウェヌスが司るミルテは
硬い枝を挿し木に。

吸い枝で育つのは、堅固なヘーゼルと
大きなトネリコ、さらに
日陰を作り、ヘラクレスに冠を授けるポプラと、
父神ユピテルの樫なのだ。そそりたつヤシも
海の災害に会う樅も、吸い枝がふさわしい。
ところが野生の苺には、胡桃の若枝を接ぎ木する。
実をつけぬプラタナスが健やかな林檎を、
ブナが栗を育ててしまう。マンナトネリコが梨の
白い花を咲かせたし、樫の実がなったというので、豚たちが
それを、楡の木の下で嚙み砕いた。

彼は夢みがちな顔つきになっている。何度も訳文を確認しては、句読点を足したり削ったりと、盆栽いじりのような作業に励んでいる。彼は植物を、正確には、植物のイメージをこよなく愛する人。

「豚たちが……それを、楡の木の下で嚙み砕いた……」

彼はうれしそうに、最後の部分を読みあげた。

「豚たちが……嚙み砕いた!」

彼は感極まった裏返った声で小さく叫んでいる。セックスでエクスタシーに達したみたいな声。魚が陸でこまかく跳ねまわるようにして、両足を小刻みに動かしている。発狂を疑われる所作だと思う。

「豚……」

まだ幸せそうに呟いている。

彼はしばらくiPhoneやTwitterを見ていたけれど、数件のツイートに「いいね」を押したあと、眼をつむって、寝返りを打っている。おそらくトイレに行きたいのではないだろうか。寝起きには小さいほうだけをしていた。

彼はひとりごとを自分に言い聞かせている。

「たしかにそれは気になるところではあるが、それが真に判明するのは、それから実に三五〇年が経過したあとのことであった」

彼は頭のなかで、別の自分とよく対話をしている。まるでマンガのように、演劇の一人芝居のように。それを少し見ておきましょう。

＊

「たしかに、数日前Aさんに来てもらったから「汚部屋」ではない。「汚部屋」ではたしかにないが、もう枕元には本が積みあがっているではないかっ。安部慎一の『迫真の美を求めて』、藤子不二雄Ⓐの「わが分裂の花咲ける時」が掲載された『COM』、角谷美知夫のCD『腐っていくテレパシーズ』。どうしたことだ、これは⁉」

「ふっふっふ。知ってるだろ。オレのことはおまえだってようく知ってるはずだ。いまのオレは統合失調症に興味シンシン。これらはその、資料だ！　クワーッハッハッハッ」

「違う！　オレは、そんなことを言っているわけではないぞ。「汚部屋」に向かって芽吹いている兆候がもうあるではないかと、そう言いたいのだ！」

「まあ、良いではないか。ほうら、この阿部海太の『みずのこどもたち』を新たに引っ張り出すか。おまえ以前、この絵本を興奮して読んだだろう。水のなかで生き物たちが踊りくるってる見開きのページに、心をとろかせて、言ってただろう。「ああ、なんていい……愛しい愛しいセヴンティーン」って」

「や、やめろっ！　そんなことを言うな！　大江健三郎の「政治少年死す」を持ちだすなんて、なんて破廉恥なんだっ。そんなことより喉が渇いたぞ！　ストラテラはっ、喉が乾くんだよ！」

「どうれ、冷蔵庫からキンキンに冷えた「コカ・コーラ ゼロ」を取ってきてやるか。どうだ？　飲みたいか？　それとも野菜ジュースか。あるいはコーヒーを所望か！」

「やっ、やめろっ。おまえ、いつも水、水とうるさいんだから、もっとミネラルウォーターでも飲めばいいじゃないかっ。なんだ嗜好品ばっかりっ」

「ふっふっふ。ストレスが溜まりやすい我々は、たっぷり嗜好品に支えられているべきなのだよ」

「なんてことをっ。そんなの、だからっておまえ、九日前から昼食はつねにカレーライス！うちではAさんに作り方を教えてもらった野菜たっぷりのカレーライス、外ではCoCo壱のハンバーグカレー。許されん、それは許されんぞ。どんどん太ってゆく！」

「フッ笑止。野菜たっぷりのカレーライスとハンバーグカレー、二種類でちゃんと住みわけている。問題ゼロだ！　しかも夜はちゃんと回転している。きのうの晩は鶏肉の唐揚げ、おとといの晩は白餡パン、さきおとついはスナック菓子の「カール」！　そのまえの晩は鶏肉の唐揚げ、そのまえの晩が白餡パン、そのまえの晩はスナック菓子の「カール」！　そのまえの晩は鶏肉の唐揚げ、そのまえの晩が白餡パン、そのまえの晩がスナック菓子の……」

「やっやめろっ。晩はその三食だけを、一か月以上食べつづけているじゃないかっ。なんてひどい男なんだ君はっ。ああっ、こんなやつだと初めっから分かっていたならっ」

「クワーッハッハッ、時すでに遅しのようだな！　だが案ずるな！　飲み会の日には異なるものをたくさん食べているから、栄養に不足はない。オレを信じろ」

「信じられるか！　おまえ飲み会なんて、そんなに行かないじゃないか！　いや、ほとんど誘ってもらえないじゃないか！」

「そのとおり。だが今日はその稀なる飲み会の日だ。正確にはバーベキューの集まりがある！　オレの発達仲間に誘ってもらったなあ！」

「くっ、立ちあがってショルダーバッグを肩にかけたなっ。おまえはひとつの鞄を買ったら、ひとつだけを何年も使うタチだっ。買うのはつねにショルダーバッグ。忘れ物をしないように、使わないモノまで持ち歩こうとするクセがある！　色は青緑で……」

「みなまで言うな！　青緑という、青すぎないあたりの色の選択が、オシャレだろう」

「なんて明け透けなドヤ顔なんだ！　恥ずかしくないのか！　何が青すぎなくてオシャレだ。部屋のなかは、青色や水色のものだらけで、これじゃあ女の子のファンシールームじゃないかっ」

「フッ、吠えたければ吠えろ！」

「きっ、貴様っ、いそいそと靴を履いて……ま、まさかもう出るつもりかっ」

「そうともさ。お気に入りのこのニューバランスの青い靴でな！」

「待てっ！　そうはさせん。そんなに急いで出ていくのはよすんだ！　また転んでしまうぞ！」

「ハーッハッハッハ。見るがいい、このオレのヨタヨタした階段の降り方を！　そうら、オレはどんどん水のなかに沈んでいくぞ！　水底まで到達してしまうぞ！」

「やめてくれえ。よろけながら急いで階段を降りるのはやめてくれえ。このまえも転んでレントゲン検査をしたところじゃないかああ」

「かつて、宮沢賢治は詩に歌った。「クラムボンはかぷかぷわらったよ……」と」

「何っ、エコラリアか!?」

「そうとも、オレにはエコラリアが続々と起こっているぞっ。降りる、降りる。階段をどんどん降りてやる。これこそが、「降りてゆく生き方」だっ！」

「やめろ！　おまえそれでも人間かっ。階段を降りることと、べてるの家のスローガンを一緒にするな！」

「フフン。オレの頭のなかではいま！　『少女革命ウテナ』のJ・A・シーザーの曲が流れてきているぞ」

「そっそんなっ。それじゃあっ」

「いまごろ気づいたか、これこそADHDの「脳内多動」だ！」

「そんな、もうどうすれば良いのか」

「案ずるなと言っておろうが。すでにマンションの外だ」

「おまえ！　階段を無事に降りられたからって、おまえなんかが油断していいと思ってるのか」

「フッ、いつもどおり、足のくるぶしをコキコキ回しながら歩いてやるぞ、まるで足がどこか悪い人のようだろう？　だが、そうじゃない。これも、こだわり行動だ。なぜこんな歩き方をするか、知りたいか」

「いや、もう知っているぞ。足のコリをほぐしながら歩くことによって、いつまでも疲れずに歩くことができるからだ！」

「ふ！　知っていたか。やるじゃないか」

「何十回も聞いたからな」

「私こそ人類の究極の夢、永久機関を実現したその人なのだ！」

「おまえは……バカなのか⁉」

「はーっはぁ、笑止‼　ほうら、オレの体の操縦の悪さは素晴らしいだろう。すぐに体の端っこをどこかに擦《こす》ったりぶつけたりしてしまう。あーっはっはっ。やってくる自転車にぶつかりそうじゃないか」

「なんて無謀な……っ」

「無謀上等、人生は一度！」

「バスが来ているぞ！　おまえ、走れるか⁉」

「まさか！　せいては事を仕損じるからな」

「ようし、ゆっくり歩くんだな。安心したぞ」

「ああ、だがすぐうしろのバスに乗っても大丈夫なようだ」

「あそこが空いているぞ」

「やれやれ、座るか」

「ああっ。おじいさんだ！　おじいさんがやってきたぞ！　席を譲ってほしそうだぞ」

「なにぃ？　オレだって「障害者」なのだぞ！　座る権利はある」

「なんてことを！　おまえどこまで増長して」

「若造がさえずるな！　まあ、ここは気持ちよく譲るとするか。視線を合わせてにこやかな表情を作ることまでは、できんがな！」

「やっぱりおまえは、基本的にはいいやつだ。さすがオレはオレだ」

「フッ、おだてるな。単なる脳内対話なのに、照れくさくなる」

「ああ、綾屋さんの言う「ヒトリタイワ」というやつだな。ついついやってしまう。起こりそうになると、なるべく本を読むとか、映像を見るとかして、解除しようとはするのだが」

「まあ、ときには仕方がない。最近は少し疲れ気味だからな。脳内対話に付けいられるだけの隙があった。だが気をつけろ、フラッシュバックが来ているぞ」

「ああ。気づいていた」

「フッ。ところでおまえ、フラッシュバックを「地獄行きのタイムマシン」って名づけたのは、おまえにしてはなかなかのセンスじゃあないか。あのネーミングセンスだけは見直したぞ」

「「だけは」って、そいつはひどい言い草じゃないか」

「ムキになるな。まあ、オレたちとしては、いつの日か良いトラウマ療法が開発されることを祈りたいな」

「ああ。そうだな」

「ウム」

彼の昼食は、結局一〇日連続でカレーライス。バスから降りたあと、ＣｏＣｏ壱番屋に行って、ハンバーグカレーを注文したのだ。

最近の彼は以前になく社交的だと思う。今日のバーベキューもそうだけれど、昨日は「発達障害バー チューリップ」で「当事者研究バー」を主催していた。共催のソレイユさん、この企画を立案してくれた伊勢さん、そしてお客さんたちも楽しそうだった。彼がまずホワイトボードに書いたのは、いつもどおりの「掟」。

＊

自分自身で、共に
傾聴
守秘義務
入退室自由
自分にも他人にも優しく
他者を否定しない
説教しない
上から目線で助言しない

「自分自身で、共に」は当事者研究の標語。傾聴はカール・ロジャースが広めた伝統的な「カウンセリング・マインド」の手法。守秘義務や入退室自由はAAなどの自助グループの標準的なルール。「自分にも他人にも優しく」は、認知行動療法のアサーションの原則。そして彼が運営上で大切と考えている三つの「しない」。

彼がまず提案したのは、「発達特性の外在化」をやろうということ。参加者のひとりひとりと、各自の発達特性を表現するユニークな名前を考案していく。べてるの家でやっている「自己病名」の応用。

マルチタスク不得意くん
空気よめ子ちゃん
すっごく多動マン
ハイパーおしゃべりさま
過集中の鬼

彼は語る。これらの発達特性は、当事者の人格とは別の「お客さん」だと考えてみよう、当事者は、その面倒なお客さんに煩わされながら、コントロールしようと頑張っている「正義の側」、特性を人格と混同して、自分の人格を否定しても、コントロールできる唯一の手がかりをつぶすことになるだけだ、と。

それから、彼は参加者の簡単な質問に全員で答えあう時間を取る。出た質問は、五つ。

「コンサータ、ストラテラ、インチュニブ。ADHDの薬をすべて試してみたいのだけれど、みんなはどんな副作用を体験しているの？」

「失職してばかりでうんざり。発達障害者にとって長続きする仕事には、どんなものがある？」

「休職明けに障害厚生年金の申請を通すためには、どのような作戦を取るべき？」

「ホームヘルパーを使いたいけれど、まず相談すべきはどこで？」

「未診断の場合、どうやって病院を探せば良い？」

全員で協力して、さくさくと答えていく。それで、当事者研究の本番が来る。扱ったテーマは七つ。

「仕事でミスが多いけれど、職場には理解のある上司がいて、いつも申し訳なく感じる。どのように感謝を示すべき？」

↓「ありがとうを言うための研究」

「恋愛の相手に依存してしまい、面倒がられ、捨てられる。何度もそうだった。どうしたら依存体質を辞められる？」

↓「恋愛依存を抜ける研究」

「姉のASDは自分より特性が強い。ぜひ自助会に連れてきたいけれど、動いてくれない」
↓「Ｗｅｌｃｏｍｅ Ｔｏ自助グループの研究」

「自分が障害者だということを親が受けいれてくれないけれど、どうしたら分かってもらえる？」
↓「親を諦めさせる研究」

「聴覚過敏で換気扇や冷蔵庫の音にうなされてつらい」
↓「雑音を乗りこえる研究」

「女なのにいつも女装している気分になるから、なんとかして」
↓「脱・女で女装！の研究」

「まだ若いのに日本の未来が暗く、老後が不安で仕方ない」
↓「いまを生きる研究」

大学での授業に慣れた彼は、当事者研究のファシリテーションを円滑に進行させていた。でも、板書するときの字は幼稚園児を思わせる。それでも催しは成功し、帰り際に、伊勢さんやソレイユさんから同じようなイベントをぜひまたやろうと言われて、彼は笑顔になった。

昼食後、電車に乗った彼は、ショルダーバッグから津島隆太のマンガ『セックス依存症になりました。』を取りだして、読む。インターネットで無料連載していたころから、彼はこのマンガの愛読者。彼が自助グループという存在を知ったのも、この作品から。まさか自分が「神」や「ハイヤーパワー」に関わり合うようになるとは予想外だったみたいだけれど。

彼はふだんはムラ気な人。でもひとたび没入すると、たいへんにハマりこむ。重いものが水に沈みこむかのように没入するから、あるいは彼がいつも自分は水中にいるという世界観を抱いているのは、このような没入感も関係しているのではないかしら。

彼はとてもドジな人。今回もマンガに夢中になりすぎて、降車駅を乗りすごしてしまった。すっかり自分に失望した顔をしている。昨夜は参加者に「自分の特性と人格を分けよう」って力説していたのに、いまでは彼が自分で自分を責めそうになっている。

＊

京都の自宅から三時間をかけて、阪神地区のバーベキュー場に到着する。彼は発達界隈の仲間と合流した。しきりに周りをキョロキョロ見ている。なめらかでなく、ぎこちない動き。

彼がいま考えているのは、「エス」というもののこと。彼によると、エスは全体的状況にも、彼の体にも、彼の無意識にも作用する。いま彼は、それを思考上で擬人化して楽しんでいる。

彼は考える。エスが空から徐々に明るみを減らすから、自分の周囲の視界が暗くなってゆく。エスは山の向こうで夕闇が群青色に滲むさまを、自分の視野に映しだしてくる。その美しさに興奮してくるから、ぼくは自分の心臓を激しく鼓動させ、瞳孔を開かせるし、鼻の穴も広がろうとしてくる。

エスは雨も降らせる。ポツリポツリと降らせる。バーベキューの火が消えないほどの小雨。エスは空気を少し肌寒い程度に調整し、彼の肌は冷えてゆくのだけれど、寒暖差に鋭敏でない彼は、自分の体が冷えすぎていることに気づかない。

ミスドさん、まろさん、ラビットさん、蘭さん、ノロさん、鳩さんたちが楽しそうにバーベキューの空間を切り盛りしている。彼は黙って空の群青色を余韻として楽しみながら、エスのことを考えつづける。エスは香ばしい匂いを一帯に立ちこめさせ、風を吹かせて炎を揺らめかせる。それがぼくをうっとりさせて、よだれを口のなかに湧かせるのだ、と彼は考える。ぼくはごくんと唾を飲みこみたいから、エスはそのとおり、ぼくにごくんと唾を飲みこませてくれる。

ぼくはどんどん食べようとするのに、エスはそれをスムーズに進行させるほど甘くはない、と彼は分析する。不器用に肉や野菜を少し地面に落とす。彼は、エスがぼくの体を不完全にのみ制御しているのだ、と考える。ビールをぐびぐび飲みながら、エスがアルコールへの渇望を操作しているのだ、と笑っている。

彼は、おもしろい冗談を言おうとして、残念ながらすべっている。これに関しても彼はエスのせいだと思いたいようだけれど、それはヘンだと思う。私が見るかぎり、この件ではエスは何も関与していない。責任は彼のみにある。ただし彼が発音するときに、やや吃ってしまったのは、エスの仕業だけれど。

塩さんが冗談を言って、塩さんの奥さんのゆんさんがツッコミを入れる。周りの人々が爆笑する。和気あいあいとした語らいが、その場のノイズを増やす。シーチキンさんは音楽もかけている。一帯はノイズだらけになり、エスのせいでぼくは音の洪水のなかにいるよ、と彼はぼやく。ミドウさんとスロンさん、ふたりの顔を取りちがえないようにしなくてはと彼は決意している。取りちがえるのもエスのせいだ、と彼はもちろん考えている。あかねさん、らんさん、美山さん、メッコールさんも、エスが自分に同一人物のように思わせて、区別をさせなくしているのだ、エスめ！　と彼は口を尖らせている。

バーベキューが終わって、部屋に帰る時間が来る。お酒を飲んでいるから、彼は少しふらふらしている。エスがいつも以上にぼくをふらつかせている、と考えながら、彼は歩いている。エスのやつ、へんなタイミングで性欲をぼくに送りこんでこないといいがな、と彼はふと考えてみる。

でも、最近の彼は以前みたいにはムラムラしない。若いころは一日に何回も自慰をして、恋人との性交渉で、五時間を費やして相手を愛撫したこともあるのに、いまの彼はすでに性欲の減退期にある。もっとも彼自身は、性欲が減退しているのはストラテラの副作用にすぎない、と言いはっているのだけれど。

彼は部屋に入る際、ぐらりと体勢を崩して転んでしまう。痛みを感じるのはエスの仕業だ、と彼は考える。彼は涙ぐんでいる。自分はものすごく不幸だという顔をしている。世の中のもっと苛烈な不幸のことは頭をよぎらないのかな。

外にいたとき、彼が夜の闇のなかで味わっていたのは、自分が水中にいるような気分。いまこうして屋内にいても、水中にいるのは同じ。明るい照明に照らされると、濃度が違う別の水中にいる、と彼は感じる。彼はいつも水のなか。浴槽やプールに入ると、本物の水の世界のなかにいて、そうでないときは偽の水の世界にいる、と感じている。水は彼の周囲で永遠にたゆたい、彼の体をふわふわさせ、心をくすぐっている。彼は、エスが全身全霊でもって自分を水のなかに包みこんでいると考えている。

布団を敷きおわった彼は、ようやくエスについて考えるのを中断する。彼は、石原吉郎の『望郷と海』と石牟礼道子の『苦海浄土』のどちらを読もうかと悩んでいるけれど、どちらも気分ではなかったみたい。たくさん本を持ち歩いているのに、こういうことがよくある。持ってくるべきだったのは、林京子の『祭りの場』だという考えが彼の頭をよぎる。それが今夜の場合は、ぼくに起こるフラッシュバックを阻止するのに最適だったのだ。

彼は寝転んで体をガクガクと大きく揺さぶり、フラッシュバックによる侵襲を逸らそうとする。iPhoneからイヤフォンを通じて聴く音楽に救いを求めている。チャラン・ポ・ランタンの「進め、たまに逃げても」、近田春夫の「ああ、レディハリケーン」、ザ・ピーナッツの「恋のバカンス」、エド・シーランの〈Shape of You〉、レンカの〈Trouble Is a Friend〉と聴いていく。

彼はうっとりと聴いている。彼の心はきれいな水に沈んでいく。彼はまたエスについて考え、それが何もかも水のなかへと沈めてゆくのだと考える。エスはすべてをエスへと還元する。彼は夢中で幸せだ。彼はT・レックスや、一九七〇年代にケニアで活躍したロックバンド、クエスチョン・マークも聴く。エスが自分をもっと深く沈めていく、と考えながら、彼は眠くなる。

スマートフォンの充電プラグを電源コンセントに刺した。それからリスペリドンとセルトラリンを飲んで、眼を閉じる。

翌日の朝、彼はみんなよりも一足先に、バスと電車を使って京都に帰ってゆく。銭湯に行って、湯船に浸かったり、水風呂に入ったりして「シダ植物になる」のだ。

＊

「今日こそはゴミ袋を購入しないと」

浴場を出た彼の体から、水しずくが床にしたたっている。体を濡らしたまま、下着や服を着てゆく。タオルもバスタオルも使わない。彼によると、水がもったいないから(?)、そして身に着けるものが湿って、肌が冷やっこいのが心地良いから、とのこと。

彼はゴミ袋を買おう買おうと思いながら、その思いを忘れ、また忘れして、スーパーやコンビニの傍らを通りすぎ、歩いてゆく。彼が向かう先は勤め先の大学にある研究室。連休中でも、彼は研究室に行くのが大好き。

部屋には段ボール箱や本が積みあがっていて、きわめて乱雑な印象。彼は書架の一角に向かう。可動式の棚を抜いて作業用の空間を作り、机代わりに使用している。無駄を省いた結果として、そうなったみたい。

それは千利休の時代の美意識に従っていて、利休がこしらえた茶室のように簡素の美を実現したのだとか。そう主張しながら、彼はここまで散らかった部屋にいる。

固定電話の音が鳴りひびく。彼は電話がとても苦手。これは彼が耳に聴覚情報処理障害を抱えていて、他方で視覚に訴えかけてくるものを偏愛しているから。臨機応変な対応も苦手にしている。

思春期のころは、電話はもちろん、なかなか飲食店での注文もできなかったらしい。大学に入学して一人暮らしを始めてからは、日常を「ＳＳＴ」、つまり「ソーシャル・スキルズ・トレーニング」（生活技能訓練）の実践の場としてきた。彼は人生を大きな実験場に見たてて、環境と自分が調和するように試行錯誤を重ねてきたと言う。

それでも、いまでも苦手にしていることは多くて、彼は、環境が自分たちのことを考えて設計されていない、と愚痴る。いわゆる社会モデルの発想ということ。

いかにもイヤそうに受話器を取る。

「横道先生でよろしいでしょうか？」

「はい、横道先生でよろしいです」

「休日ですのに、たいへん失礼します。いま、お時間よろしいでしょうか」

「はい、お時間よろしいでございます」

「実はこのまえの件なんですけども」

「はい、このまえの件」

「あれ、やっぱりなしにしていただけますか。実は昨日の緊急会議で事情がガラリと変わりまして」

「ガラリと変わりましたか」

オウム返しだらけで進行する。

電話が終わり、受話器を置いた彼は安堵の溜息を吐く。「どうだい、オレは、やりとげた男の顔をしているか」とひとりごとを呟いている。

彼は積みあがっている書物の山から、内田魯庵の『思い出す人々』と猫田道子の『うわさのベーコン』を取りだして、パラパラめくる。

卓上には、「革命歌作詞家に凭《よ》りかかられてすこしづつ液化してゆくピアノ」と「湖の夜明け、ピアノに水死者のゆびほぐれおちならすレクイエム」が入った塚本邦雄の歌集『水葬物語』、「ピストルがプールの硬き面《も》にひびき」が入った山口誓子の句集『炎昼』、庄野潤三の『プールサイド小景』、アーネスト・ヘミングウェイの「二つの心臓の大きな川」が入った『ヘミングウェイ全短編1』、稲生平太郎のジュヴナイル小説『アクアリウムの夜』、タナカカツキの『水草水槽のせかい――すばらしきインドア大自然』が置いてある。

彼は忘れないようにするため、スマートフォンを操作して、スケジュールの今日の予定に「帰りはゴミ袋を買う」と入力している。彼は「ゴミ袋、ゴミ袋」と呟きながら、研究室を出て家に向かう。でも彼は、家の近くのスーパーやコンビニを素通りする。家に着いて寝そべってから、ようやく今日もゴミ袋を買うのを忘れたことに気づく。

三日連続での失敗。彼は「ムムム」と唸っているのだけれど、これは横山光輝のマンガ『三国志』からの影響だと思う。

彼は寝そべりながら、一九六〇年代にアメリカで始まった自立生活運動の標語〈Nothing about us without us!〉、「障害の当事者ぬきに専門家だけで勝手に決めるな」について思いをめぐらせている。

そしてついに気がつく。スマートフォンの充電器を、バーベキュー場の宿泊所の寝室の、電源コンセントに刺したままだった、ということに。

つぎの休日に、彼は引きとりに行こうと考える。はるばる京都から兵庫まで、往復何時間もかけて。安くない交通費を使って。

彼は溜息を吐く。今日はゆっくり休んで、明日からの仕事でヘマをしないように備えなくては、と彼は決意を固めている。
では、このあたりで現場からのレポートを終えますね。バクーン。

おまけ　マンガ？

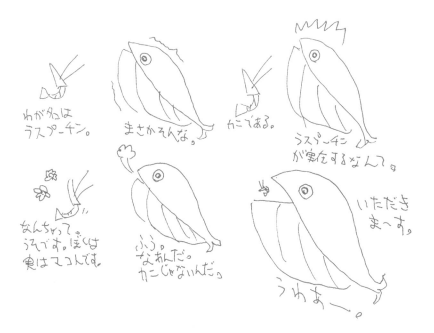

わが名は
ラスプーチン。
まさかそんな。
カニである。
ラスプーチン
が実在するなんて。
なんちゃって。
うそです。ぼくは
実はマコんです。
ふう。
なあんだ。
カニじゃないんだ。
いただき
まーす。
うわあー。

あとがき

私はＡＳＤ／ＡＤＨＤの文学研究者だ。それでも、医療や福祉の関係者を中心読者とする「シリーズ ケアをひらく」で、ここまで文学作品が多く引用されていることは、訝《いぶか》しがられるかもしれない。そんなかたは、本書のなかからぜひとも文学と芸術によるケアとセラピーとリカバリーに関する記述を見つけだして、読んでみてほしい。

とはいえ、私はその主張をずっと以前から持ちあわせていたわけではなかった。私は、他者からなかなか理解されない自分の体験世界を、古典的な海外文学作品を始めとしたさまざまな創作物に発見しながら生きてきた。私は、それらに人生が深々と支えられてきたと感じている。だから、文学と芸術などへのおびただしい言及は、私の人生の質感表現なのだ。

医療や福祉の専門家ではない私が、それらの諸分野のさまざまな文献を使いながら、Ⅱ部で「論文的な。」の見出しのもとにコラムを執筆していることにも、違和感を持たれるかもしれない。

私は発達障害の医療的事実に関して、私に診断を出してくれた（かつての）主治医にいろいろな質問をしたものの、残念ながら当事者の私にとって満足のいく回答はほとんど得られなかった。福祉の支援者には、福祉に関するいろいろな質問をしたところ、満足のいく答えを多く得たものの、自助グループに関しては自分が当事者として得た知識が決定的だと感じられた。

本書に一三年先行する綾屋紗月さんと熊谷晋一郎さんの『発達障害当事者研究』では、医学的言説が導入されつつも抑制され、医学に依らない当事者の言葉が大切にされていたが、本書では医療や福祉の知見が大幅に活用されている。なぜなら、現在の発達界隈ではそのような言説を取りこんでコミュニケーションをとるのが普通だからで、それを避けるのは「カンニング」しながら、そうしていないフリを装って書くことになってしまうのだ。もちろん、医学的言説で納得できないものに関しては断固として拒絶しているため、本書もまた、全体としては当事者ならではの語りで構成されている。

自助グループにあるときは主催者、あるときは参加者として関わる者として、私はトマシーナ・ボークマンが自助グループに関して指摘した、当事者の「体験的知識」は医療や福祉の専門家による「専門的知識」に匹敵するという見解に共鳴した。私は本書でも当事者として、体験的知識を語った。Ⅱ部は医療や福祉の「論文もどき」ではなく当事者による体験的知識ときっちり編みあった不可分の言説なのだ。

＊

私が発達障害の診断を受けたのは、二〇一九年四月のことだった。仕事を休職してしまい、長年の自分の「謎」を解くために、以前から疑っていた自分の鍵穴に、「発達障害の診断」という秘密の鍵を挿しこんだのだった。

そこから私は発達障害支援センター「かがやき」の光岡裕之さんらにつながり、「かがやき」から京都障害者職業センターの安田泰子《ひろこ》さんらにつながった。私は診断を受けてから初めて、発達障害に関する書物を読みはじめた。不思議な体験だった。新しく仕入れる他者に関する知識が、私の困りごとを説明していた。

しかし診断から一年近く経とうとするころ、私は自分の問題が根本的に変わっていかないことに暗澹《あんたん》たる気持ちになっていた。だが、京都障害者職業センターで復職に向けたリワーク支援に通っていたことが、転機になった。そこでは鬱病などを患って休職し、日中の長い時間を、認知行動療法を介して私と過ごすことになった人たちがいて、このような交流を、もっと発達障害の当事者仲間とやってみたいという思いを生みだすことになった。

私はＴｗｉｔｔｅｒから発達界隈に参入し、自助グループに参加しはじめた。それが二〇二〇年の三月。コロナウイルスが蔓延し、多くの自助グループがオンライン化していた。私は「さかいハッタツ友の会」の石橋尋志さんと知りあいになり、この大きな発達障害自助グループで「いきいきムーン」を運営する志岐靖彦さんに背中を押されて「月と地球」という自助グループを京都で立ちあげた。

さらに私は当事者研究会「宇宙生活」を京都で立ちあげ、障害などに苦しむマイノリティも、悩みごとを持つマジョリティも対象とした活動を始めた。加えて、本書中に記したオンラインによる各種の自助グループや研究会をつぎつぎに結成した。

私はいくつもの自助グループや研究会を運営しながら、本書のI部とII部のもとになった論文を書き、元教え子の林真くんが主宰する「エスノグラフィーとフィクション研究会」の会誌『パハロス』に寄稿した。その論文を、医学書院の白石正明さんに見ていただいた。それが二〇二〇年十月。

ASD／ADHDの診断を受けてから、一年半。私はなんとか復職していた。

＊

休職中の私は、白石さんが編集を担当してきた「シリーズ ケアをひらく」四〇冊近くをすべて読み、このシリーズの熱烈なファンになっていた。

綾屋さんと熊谷さんのふたつの書物が、本書の最大の導きになったことは、本書中に書いたとおりだ。『べてるの家の「非」援助論』と『べてるの家の「当事者研究」』（ともに著者名義は浦河べてるの家）、向谷地生良さんの『技法以前』、石原孝二さん編著の『当事者研究の研究』、中村かれんさんの『クレイジー・イン・ジャパン』を熟読し、発達障害に向いた当事者研究とはどのようなものだろうか、とも考えこんできた。

この二年のあいだに私の人生は大きく揺れた。最初の一年間は混乱し、つぎの一年でそれまでの人生をすっかり変えてしまった。ASD者だから極端という面はある。ADHD者だから多動の力がはたらいたとも言える。繰りかえすが、発達障害者の特性は、それ自体では「障害」にならない。私たちは定型発達者あるいは「健常者」とは異なる発達特性、あるいは発達凸凹を持っているだけで、それが「健常者」ベースで作られた社会環境と摩擦を起こすことで、「障害者」になっている。みなさんも、「脳の多様性」に思いをめぐらせてみていただけると、うれしい。

本書を執筆した五か月間に、白石さんから頂いた各種のコメントは実にワクワクするものばかりで、大いに刺激を受けた。私は「シリーズ ケアをひらく」には、白石さんをファシリテーターとした「共同研究」の側面があると理解しているのだが、その共同研究の班員に入れてもらえたことは本当に光栄だった。頭のなかに飼っているバクが、何度も「バクーン」と鳴いていた。

虐待のことも、誹謗中傷のことも、性に関することも、日常の卑俗な些事《さじ》も、さらけだした。私の世界観をもっとも適正に視覚化してくれると信じる阿部海太さんが見事なカヴァー絵を書いてくれた。松田行正さんと杉本聖士さんが、読者を「水の中」へと誘う素晴らしいデザインを与えてくれた。大友哲郎さんが緻密な校正をしてくれ、石射弥生さんが文献の索引ページを拾ってくれ、アイワードが美しく印刷してくれた。そんなふうにして本書は生まれた。

Ｔｗｉｔｔｅｒの発達界隈のみなさん、私が運営する自助グループに参加してくれたみなさん、本書のもとになった論文の検討会を開いてくれた「エスノグラフィーとフィクション研究会」ならびに「カレーライスをおいしく食べる会（当事者研究本の研究会）」のみなさん、名前を挙げられなかった多くのかたも含めて、すべての人に心から感謝したい。

二〇二一年四月

横道　誠

参考文献

引用または参照を指示したものに限る。
末尾の数字は、その文献が紹介されている本書の頁数を表す。

アーロン、エレイン、N（2000）『ささいなことにもすぐに「動揺」してしまうあなたへ。』講談社…92

浅田晃佑（2015）「自閉症スペクトラム障害におけるコミュニケーション空間の特性理解」（科学研究費助成事業——研究成果報告書）…111

アダルト・チルドレン・アノニマス（2015）『ミーティング・ハンドブック』第3版、ACA事務局…143, 195, 213

綾屋紗月 / 熊谷晋一郎（2008）『発達障害当事者研究——ゆっくりていねいにつながりたい』医学書院…50, 53, 60, 69, 71, 76, 84, 85, 107, 117, 124, 129, 133, 138, 154, 199, 207, 220

綾屋紗月 / 熊谷晋一郎（2010）『つながりの作法——同じでもなく違うでもなく』日本放送出版協会…84

綾屋紗月（2012）「発達障害とジェンダーが交差するところ」、『アスペハート』10号、28–37頁…168

綾屋紗月（2018）「ソーシャル・マジョリティ研究とは」、『ソーシャル・マジョリティ研究——コミュニケーション学の共同創造』綾屋紗月（編著）、金子書房、1–21頁…124, 136

池上英子（2017）『ハイパーワールド——共感しあう自閉症アバターたち』NTT出版…83, 92

池田喬（2013）「研究とは何か、当事者とは誰か——当事者研究と現象学」、『当事者研究の研究』石原孝二（編）、医学書院、113–148頁…194

泉流星（2003）『地球生まれの異星人——自閉者として、日本に生きる』花風社…77

依存症対策全国センター（2020）「依存症と重複しやすい発達障害」（https://www.ncasa-japan.jp/notice/duplicate-obstacles/developmental-disorder）＊年号は閲覧年…145

伊藤亜紗（2018）『どもる体』医学書院…212

伊藤絵美（2020）『セルフケアの道具箱』細川貂々（イラスト）、晶文社…213

入矢義高 / 溝口雄三 / 末木文美士 / 伊藤文生（1996）『碧巌録』下巻、岩波文庫…70

岩永竜一郎 / ニキ・リンコ / 藤家寛子（2008）『続 自閉っ子、こういう風にできてます！——自立のための身体づくり』花風社…88

岩永竜一郎 / ニキ・リンコ / 藤家寛子（2009）『続々 自閉っ子、こういう風にできてます！——自立のための環境づくり』花風社…54, 91

岩波明（2015）『大人のADHD——もっとも身近な発達障害』筑摩新書…145

ウィリアムズ、ドナ（1993）『自閉症だったわたしへ』河野万里子（訳）、新潮社…71, 76, 146, 152

ウィリアムズ、ドナ（2008）『ドナ・ウィリアムズの自閉症の豊かな世界』門脇陽子 / 森田由美（訳）、明石書店…48

ウィリー、リアン・ホリデー（2002）『アスペルガー的人生』東京書籍…86, 119, 137

内海健（2015）『自閉症スペクトラムの精神病理——星をつぐ人たちのために』医学書院…75, 113

潁原退藏（1939）『去来抄・三冊子・旅寝論』潁原退藏（校訂）、岩波書店…51

遠藤周作（1999）『遠藤周作文学全集』第2巻、新潮社…94

大江健三郎（2018a）『大江健三郎全小説1』講談社…52, 209

大江健三郎（2018b）『大江健三郎全小説2』講談社…209

大澤真幸（2020）「中動態としての言語」、社会性の起源85（https://gendai.ismedia.jp/articles/-/78321）…67

大下勇治（2005）『昼寝するぶた——ものみの塔を検証する！』総合電子リサーチ…139, 141

大村豊（1999）「その他の障害」、『高機能広汎性発達障害——アスペルガー症候群と高機能自閉症』杉山登志郎 / 辻

井正次（編著）、ブレーン出版、42–44頁…175
小澤征爾 / 村上春樹（2011）『小澤征爾さんと、音楽について話をする』新潮社…155
ガーランド、グニラ（2000）『ずっと「普通」になりたかった。』ニキ・リンコ（訳）、花風社…54, 70, 72, 75, 78, 84, 90, 97, 98, 111, 162
ガーランド、グニラ（2007）『自閉症者が語る人間関係と性』石井バークマン麻子（訳）、東京書籍…84, 174
頭木弘樹（2020）『食べることと出すこと』医学書院…91
金谷武洋（2004）『英語にも主語はなかった——日本語文法から言語千年史へ』講談社選書メチエ…57, 66
カフカ（2014）『絶望名人カフカの人生論』頭木弘樹（編訳）、新潮文庫…58
上岡陽江 / 大嶋栄子（2010）『その後の不自由——「嵐」のあとを生きる人たち』医学書院…138
河東碧梧桐（1975）「君が絶筆」、『子規全集』別巻2（回想の子規1）、講談社…184
共同訳聖書実行委員会（2001）『聖書——新共同訳 旧約聖書続編つき』日本聖書協会…183, 198
京都大学（2012）「自閉症スペクトラム障害でミラーニューロン回路の不全」（www.kyoto-u.ac.jp/static/ja/news_data/h/h1/news6/2012/120815_1.htm）…110
京都大学（2016）「自閉症児は黄色が苦手、そのかわり緑色を好む——発達障害による特異な色彩感覚」、京都大学「研究・産官学連携——最新の研究成果を知る」（www.kyoto-u.ac.jp/ja/research/research_results/2016/161223_2.html）…68, 70
空海（1984）『弘法大師空海全集』第6巻、弘法大師空海全集編輯委員会（編）、筑摩書房…93
日下部吉信（編訳）（2000）『初期ギリシア自然哲学者断片集』第1巻、ちくま文庫…186
熊谷晋一郎（2009）『リハビリの夜』医学書院…123
熊谷晋一郎 / 國分功一郎（2017）「来たるべき当事者研究——当事者研究の未来と中動態の世界」、『みんなの当事者研究』熊谷晋一郎（編）、金剛出版、12–34頁…123
熊谷晋一郎（2018）『当事者研究と専門知——生き延びるための知の再配置』熊谷晋一郎（責任編集）、金剛出版…202
熊谷晋一郎（2020）『当事者研究——等身大の〈わたし〉の発見と回復』岩波書店…193, 194, 203, 224
グランディン、テンプル / スカリアノ、マーガレット M.（1994）『我、自閉症に生まれて』カニングハム久子（訳）、学研…85, 210
グランディン、テンプル（1997）『自閉症の才能開発——自閉症と天才をつなぐ環』カニングハム久子（訳）、学研…85, 94
黒柳徹子（1981）『窓ぎわのトットちゃん』講談社…100
郡司ペギオ幸夫（2020）『やってくる』医学書院…59
郡司ペギオ幸夫 / 宮台真司（2020a）「【イベントレポート】トークイベント「ダサカッコワルイ世界へ」文字起こし③」（https://store.tsite.jp/daikanyama/blog/humanities/17528-1813141204.html）…163
郡司ペギオ幸夫 / 宮台真司（2020b）「【イベントレポート】トークイベント「ダサカッコワルイ世界へ」文字起こし④」（https://store.tsite.jp/daikanyama/blog/humanities/17529-1821421204.html）…163
河野哲也（2013）「当事者研究の優位性——発達と教育のための知のあり方」、『当事者研究の研究』石原孝二（編）、医学書院、74–111頁…194
コーク、ベッセル・ヴァン・デア（2016）『身体はトラウマを記録する』柴田裕之（訳）、杉山登志郎（解説）、紀伊國屋書店…200
國分功一郎（2017）『中動態の世界——意志と責任の考古学』医学書院…57
國分功一郎 / 熊谷晋一郎（2020）『〈責任〉の生成——中動態と当事者研究』新曜社…57, 148, 195

小菅英恵 / 山村豊 / 熊谷恵子（2020）「ADHD傾向者の空間的注意と移動時注意不全の関連」、『応用心理学研究』日本応用心理学会（編）、45（3）号、207–218頁…64
小林明「名前の流行100年史 戦前は「清」、戦後は…」、NIKKEI STYLE、2011年5月27日（https://style.nikkei.com/article/DGXBASFE2400U_U1A520C1000000?channel=DF280120166607）…177
ゴッフマン、アーヴィング（1980）『スティグマの社会学——烙印を押されたアイデンティティ』石黒毅（訳）、せりか書房…202
小牧元（2020）「失感情症（アレキシサイミア）」、厚生労働省e-ヘルスネット（https://www.e-healthnet.mhlw.go.jp/information/heart/k-04-006.html）＊年号は閲覧年…212
斎藤環（2015）『オープンダイアローグとは何か』（訳出も斎藤）、医学書院…195
坂口恭平（2020）『自分の薬をつくる』晶文社…204
サックス、オリヴァー（1997）『火星の人類学者——脳神経科医と7人の奇妙な患者』吉田利子（訳）、早川書房…77
柴山雅俊（2017）『解離の舞台——症状構造と治療』金剛出版…45
渋井哲也（2020）「性暴力を「なかったことにされたくない！」」、『週刊女性』8月18・25日合併号、主婦と生活社、129–131頁…197
シモン、ルディ（2011）『アスパーガール——アスペルガーの女性に力を』牧野恵（訳）、スペクトラム出版社…77, 85, 98, 120, 158, 174
ジャクソン、ルーク（2005）『青年期のアスペルガー症候群——仲間たちへ、まわりの人へ』ニキ・リンコ（訳）、スペクトラム出版社…92, 152, 159
シャレル、エリック（監督）（2002）『会議は踊る』DVD、アイ・ヴィー・シー…132
白石正明（2019）「ダイバーシティな読書案内 vol.5」、日本財団DIVERSITY IN THE ARTS（https://www.diversity-in-the-arts.jp/stories/13933）…218
杉山登志郎（2011）『杉山登志郎著作集1——自閉症の精神病理と治療』日本評論社…137
杉山登志郎（2019）『発達性トラウマ障害と複雑性PTSDの治療』誠信書房…138
鈴木大介（2018）『されど愛しきお妻様——「大人の発達障害」の妻と「脳が壊れた」僕の18年間』講談社…47
鈴木大介（2020）『「脳コワさん」支援ガイド』医学書院…97
砂川芽吹（2015）「自閉症スペクトラム障害の女性は診断に至るまでにどのように生きてきたのか——障害を見えにくくする要因と適応過程に焦点を当てて」、『発達心理学研究』日本発達心理学会（編）、26（2）号、87–97頁…47
世界保健機関（編）（2002）『国際生活機能分類——国際障害分類改定版』障害者福祉研究会（編集）、中央法規出版…216
ソルデン、サリ（2000）『片づけられない女たち』ニキ・リンコ（訳）、WAVE出版…104
ターナー、V・J（2009）『自傷からの回復——隠された傷と向き合うとき』松本俊彦（監修）、小国綾子（訳）、みすず書房…150
互盛央（2010）『エスの系譜——沈黙の西洋思想史』講談社…65
高楠順次郎 / 渡邊海旭（1925）『大正新脩大蔵経 第十巻 華厳部下』大蔵出版…184
宅香菜子（2012）「アメリカにおけるPTG研究——文化的観点から」、『PTG 心的外傷後成長——トラウマを超えて』近藤卓（編著）、金子書房、170–182頁…160
宅香菜子（2016）「PTG——その可能性と今後の課題」、『PTGの可能性と課題』宅香菜子（編著）、金子書房、196–212頁…160
立入勝義（2017）『ADHDでよかった』新潮新書…106
チクセントミハイ、M.（2000）『楽しみの社会学』、今村浩明（訳）、改題新装版、新思索社…128, 135

チクセントミハイ、ミハイ / ナカムラ、ジーン (2003)「フロー理論のこれまで」、『フロー理論の展開』今村浩明 / 浅川希洋志（編）、世界思想社、1–39頁…128
塚本邦雄 (2009)『水葬物語』復刻版、書肆稲妻屋…250
津島隆太 (2020)『セックス依存症になりました。〈完全版〉』集英社…244
道元 (2006)『原文対照現代語訳 道元禅師全集3 正法眼蔵3』水野弥穂子（訳注）、春秋社…55
当事者（お母さんたち）(2020)『お母さんの当事者研究——本心を聞く・語るレッスン』熊谷晋一郎（編著）、ジャパンマシニスト社…197
東畑開人 (2019)『居るのはつらいよ——ケアとセラピーについての覚書』医学書院…192
ナジャヴィッツ、リサ・M. (2020)『トラウマとアディクションからの回復——ベストな自分を見つけるための方法』近藤あゆみ / 松本俊彦（監訳）、浅田仁子（訳）、金剛出版…147, 200
ニキ・リンコ (2005)『俺ルール！——自閉は急に止まれない』花風社…77, 151
ニキ・リンコ (2007)『自閉っ子におけるモンダイな想像力』花風社…114
ニキ・リンコ / 藤家寛子 (2004)『自閉っ子、こういう風にできてます！』花風社…86, 101
ニキ・リンコ / 藤家寛子 (2014)『10年目の自閉っ子、こういう風にできてます！——「幸せになる力」発見の日々』花風社…114
野口裕二 (2002)『物語としてのケア——ナラティヴ・アプローチの世界へ』医学書院…214
萩原拓 (2016)「WS4-1. 日本版感覚プロファイルの概要」、『児童青年精神医学とその近接領域』一般社団法人日本児童青年精神医学会（編）、57 (1) 号、56-60頁…90
バロン=コーエン、サイモン (2005)『共感する女脳、システム化する男脳』三宅真砂子（訳）、日本放送出版協会…168
ハン・ガン (2019)『回復する人間』斎藤真理子（訳）、白水社…178
東田直樹 (2007)『自閉症の僕が跳びはねる理由——会話のできない中学生がつづる内なる声』エスコアール出版部…56, 68, 69, 84, 98, 136, 138, 151
東田直樹 (2010)『続・自閉症の僕が跳びはねる理由——会話のできない高校生がたどる心の軌跡』エスコアール出版部…69, 91, 110, 136
樋口直美 (2020)『誤作動する脳』医学書院…62
フィッシャー、ダニエル (2019)『希望の対話的リカバリー——心に生きづらさをもつ人たちの蘇生法』松田博幸（訳）、明石書店…192
フープマン、キャシー (2016)『ねこはみんなアスペルガー症候群』牧野恵（訳）、スペクトラム出版社…108
フープマン、キャシー (2018)『いぬはみんなADHD』牧野恵（訳）、スペクトラム出版社…108
藤家寛子 (2004)『他の誰かになりたかった——多重人格から目覚めた自閉の少女の手記』花風社…76
藤子・F・不二雄 (1975)『ドラえもん』小学館…182
ブラウンズ、アクセル (2005)『鮮やかな影とコウモリ——ある自閉症青年の世界』浅井晶子（訳）、インデックス出版…77, 83, 88, 90, 94, 110, 112, 115, 129, 155, 158, 167, 208
フリス、ウタ (2009)『新訂 自閉症の謎を解き明かす』富田真紀 / 清水康夫 / 鈴木玲子（訳）、東京書籍…71, 124
フリス、ウタ (2012)『ウタ・フリスの自閉症入門——その世界を理解するために』神尾陽子（監訳）、華園力（訳）、中央法規出版…158
ホール、ケネス (2001)『ぼくのアスペルガー症候群——もっと知ってよぼくらのことを』野坂悦子（訳）、東京書籍…68, 78, 85, 115, 158
細江逸記 (1928)「我が國語の動詞の相 (Voice) を論じ、動詞の活用形式の分岐するに至りし原理の一端に及ぶ」、

『岡倉先生記念論文集』市河三喜（編）、岡倉先生還暦祝賀會、96–130頁…66
ホワイト、マイケル / エプストン、デイヴィッド（2017）『物語としての家族』新訳版、小森康永（訳）、金剛出版…96
マッキーン、トーマス・A.（2003）『ぼくとクマと自閉症の仲間たち』ニキ・リンコ（訳）、花風社…58, 85, 87, 115
松村暢隆（2018）「発達多様性に応じるアメリカの2E教育——ギフテッド（才能児）の発達障害と超活動性」、『關西大學文學論集』關西大學文學會（編）、68（3）号、1–30頁…222
松本敏治（2020）『自閉症は津軽弁を話さない——自閉スペクトラム症のことばの謎を読み解く』KADOKAWA…207
宮沢賢治（1975）『校本宮澤賢治全集』第3巻、筑摩書房…72
宮沢賢治（1974）『校本宮澤賢治全集』第10巻、筑摩書房…237
向谷地生良（2005）「序にかえて——「当事者研究」とは何か」、浦河べてるの家『べてるの家の「当事者研究」』医学書院、3–5頁…49, 193
向谷地生良（2020）「当事者研究とは——当事者研究の理念と構成」、当事者研究ネットワーク（https://toukennet.jp/?page_id=56　2020年6月11日公開）…149
村上靖彦（2008）『自閉症の現象学』勁草書房…57, 58, 113, 114, 156
村上春樹（1999）『スプートニクの恋人』講談社…76
村上春樹（2003）『約束された場所で／村上春樹、河合隼雄に会いにいく』（村上春樹全作品1990~2000、第7巻）、講談社…166
村上春樹（2010）『夢を見るために毎朝僕は目覚めるのです——村上春樹インタビュー集1997–2009』文藝春秋…166
村上龍（1994）『五分後の世界』幻冬舎…89
村田沙耶香（2016）『コンビニ人間』文藝春秋…204
村中直人（2020）『ニューロダイバーシティの教科書——多様性尊重社会へのキーワード』金子書房…42, 113
文部科学省（2020）「特別支援教育 1. はじめに」（https://www.mext.go.jp/a_menu/shotou/tokubetu/001.htm）…43
山口誓子（1938）『炎晝』三省堂…250
山口貴史（2018）「自閉スペクトラム症男子の性同一性形成の障害（思春期を中心に）」、『精神療法』44（2）号、208–214頁…175
横塚晃一（2007）『母よ！殺すな』生活書院…218
與謝野晶子（1980）『定本與謝野晶子全集』第10巻（詩集2）、講談社…179
吉濱ツトム（2016）『地球の兄弟星〈プレアデス〉からの未来予知——2070年までの世界とアセンション』ヒカルランド…79
米田衆介（2011）『アスペルガーの人はなぜ生きづらいのか？——大人の発達障害を考える』講談社…91, 115
ローソン、ウェンディ（2001）『私の障害、私の個性。』ニキ・リンコ（訳）、花風社…68, 76
Alcoholics Anonymous（2001）, *Alcoholics Anonymous: The Story of How Many Thousands of Men and Women Have Recovered from Alcoholism.* 4th edition. New York（Alcoholics Anonymous World Services, Inc.）＊典拠表示はAA…148, 149
Alighieri, Dante（1838）, *La divina commedia.* I quattro poeti italiani coi migliori comenti antichi e moderni. Firenze（Passigli）…133
American Psychiatric Association（編）（2004）『DSM-IV-TR 精神疾患の分類と診断の手引』新訂版、髙橋三郎 / 大野裕 / 染矢俊幸（訳）、医学書院＊典拠表示はAPA-2…44

American Psychiatric Association（編）（2014）『DSM-5 精神疾患の診断・統計マニュアル』日本精神神経学会（日本語版用語監修）、髙橋三郎 / 大野裕（監訳）、医学書院＊典拠表示はAPA…43–48, 61, 83, 86, 90, 91, 94, 97–101, 110, 111, 112, 120, 122, 123

Aurelius, Marcus (2013), *Meditations, Books 1–6.* Translated with an introduction and commentary by Christopher Gill. Oxford (Oxford University Press)…129

Bejerot, Susanne et al. (2012), "The Extreme Male Brain Revisited: Gender Coherence in Adults with Autism Spectrum Disorder," *The British Journal of Psychiatry.* Vol. 201, pp. 116–123…174

Benjamin, Walter (1991), *Gesammelte Schriften.* Unter Mitwirkung von Theodor W. Adorno und Gershom Scholem, herausgegeben von Rolf Tiedemann und Hermann Schweppenhäuser. Bd. I/2, Frankfurt am Main (Suhrkamp)…186

Blake, William (1977), *The Complete Poems.* Ed. by Alicia Ostriker. Harmondsworth (Penguin)…231

Borkman, Thomasina (1976), "Experiential Knowledge: A New Concept for the Analysis of Self-Help Groups," *Social Service Review.* Vol. 50 (3), pp. 445–456…192

Büchner, Georg (2001), Lenz. (Sämtliche Werke und Schriften: Historish-kritische Ausgabe mit Quellendokumentation und Kommentar, Bd. 5.) Hrsg. von Burghard Dedner und Hubert Gersch, unter Mitarbeit von Eva-Maria Vering und Werner Weiland. Darmstadt (Wissenschaftliche Buchgesellschaft)…36

Calhoun, Lawrence G. / Tedeschi, Richard G. (2014)「心的外傷後成長の基礎——発展的枠組み」、『心的外傷後成長ハンドブック——耐え難い体験が人の心にもたらすもの』宅香菜子 / 清水研（監訳）、医学書院、2–30頁…160

Cha, Ariana Eunjung (2016), "People on the Autism Spectrum Live an Average of 18 Fewer Years than Everyone Else, Study Finds," *The Washington Post.* March 19, 2016. (https://www.washingtonpost.com/news/to-your-health/wp/2016/03/18/people-on-the-autism-spectrum-live-an-average-of-18-years-less-than-everyone-else-study-finds/)…120

Clarke, Arthur C. (2010), *Childhood's End. London* Pan Books…80

Cortázar, Julio (1985), *Textos políticos.* Barcelona (Plaza & Janés)…126

Davis, Naomi Ornstein / Kollins, Scott H. (2012), "Treatment for Co-Occurring Attention Deficit / Hyperactivity Disorder and Autism Spectrum Disorder," *Neurotherapeutics.* Vol. 9 (3), pp. 518–530…48

Eliot, T. S. (1944), *Four Quartets.* London (Faber and Faber)…93

Engdahl, Erik (2002), Institute for the Study of the Neurologically Typical. (http://erikengdahl.se/autism/isnt/)…220

Fiene, Lisa / Brownlow, Charlotte (2015), "Investigating Interoception and Body Awareness in Adults with and without Autism Spectrum Disorder," *Autism Research.* Vol. 8 (6), pp. 709–716…91

Flaubert, Gustave (1964), *L'Éducation sentimentale. Histoire d'un jeune homme.* Introd., notes et relevé de variantes par Édouard Maynial, chronologie par Jacques Suffel. Paris (Garnier)…105

Frakt, Austin / Carroll, Aaron E. (2020), "Alcoholics Anonymous vs. Other Approaches: The Evidence Is Now In, " *The New York Times.* March 11, 2020 (https://www.nytimes.com/2020/03/11/upshot/alcoholics-anonymous-new-evidence.html)…149

Frewen, Paul A. et al. (2008), "Clinical and Neural Correlates of Alexithymia in Posttraumatic Stress Disorder," *Journal of Abnormal Psychology.* Vol. 117, pp. 171–181…213

Griffin, J. W. / Bauer, R. / Scherf, K. S. (2020), "A Quantitative Meta-Analysis of Face Recognition Deficits in Autism: 40 Years of Research," *Psychological Bulletin.* Advance online publication. (https://doi.org/10.1037/bul0000310)…112

Heidegger, Martin (1954), *Vorträge und Aufsätze.* Pfullingen (G. Neske)…189

Heidegger, Martin (1999), *Zur Bestimmung der Philosophie.* 2., durchgesehene und ergänzte Auflage (Gesamtausgabe,

Abt. 2. Vorlesungen, Bd. 56/57). Frankfurt am Main (V. Klostermann)…66
Heidegger, Martin (2001), *Sein und Zeit*. Tübingen (Max Niemeyer)…60
Herder, Johann Gottfried (2002), *Ideen zur Philosophie der Geschichte der Menschheit.* (Werke, Bd. 3/1). Hrsg. von Wolfgang Pross. München (C. Hanser)…79
Hugo, Victor (1964), *Œuvres poétiques*. T. 1, éd. Pierre Albouy. Paris (Gallimard)…172
Jaarsma, Pier / Welin, Stellan (2012), "Autism as a Natural Human Variation: Reflections on the Claims of the Neurodiversity Movement," *Health Care Analysis* Vol. 20 (1), pp. 20–30…223
Jansson, Tove (2010), *Moominpappa at Sea* (Moomins), New York (Square Fish)…35
Kafka, Franz (1994), *Drucke zu Lebzeiten.* (Schriften, Tagebücher, Briefe. Kritische Ausgabe) Hrsg von Wolf Kittler, Hans-Gerd Koch und Gerhard Neumann. Frankfurt am Main (S. Fischer)…97
Kingsley, Ellen (2019), "Grow Up Already! Why It Takes So Long to Mature," *ADDitude - Inside the ADHD Brain.* June 28, 2019 (https://www.additudemag.com/grow-up-already-why-it-takes-so-long-to-mature/)…109
Komeda, Hidetsugu et al. (2015), "Autistic Empathy toward Autistic Others," *Social Cognitive and Affective Neuroscience.* Volume 10 (2), pp. 145–152…125
Lichtenberg, Georg Christoph (1971), *Sudelbücher II, Materialhefte, Tagebücher.* (Schriften und Briefe. Bd. 2.) Hrsg. von Wolfgang Promies. München (Carl Hanser)…65
Mach, Ernst (1886), *Beiträge zur Analyse der Empfindungen*. Jena (Gustav Fischer)…75
Melville, Herman (2017), *Billy Budd, Sailor.* Mineola / New York (Dover)…171
Meyer, Conrad Ferdinand (1962), *Gedichte Conrad Ferdinand Meyers: Wege ihrer Vollendung.* Hrsg. und mit einem Nachwort und Kommentar versehen von Heinrich Henel. Tübingen (Max Niemeyer)…187
Moravia, Alberto (1976), *Romanzi brevi. Racconti surrealisti e satirici.* (Opere complete di Alberto Moravia, vol. 6). Milano (Bompiani)…180
Musil, Robert (1978), *Der Mann ohne Eigenschaften* (Gesammelte Werke, Bd.1), Hrsg. von Adolf Frisé, Reinbek bei Hamburg (Rowohlt)…52, 130
Musil, Robert (1981), *Prosa und Stücke* (Gesammelte Werke, Bd.6), Hrsg. von Adolf Frisé. 2. verb. Aufl. Reinbek bei Hamburg (Rowohlt)…50
Neruda, Pablo (1973), *Obras completas.* (Colección Cumbre), 4. ed. aumentada. Vol. 2. Buenos Aires (Editorial Losada)…146
Nietzsche Friedrich (1980), *Sämtliche Werke.* Kritische Studienausgabe in 15 Bänden. Bd. 6. Hrsg. von Giorgio Colli und Mazzino Montinari. München / Berlin / New York (Deutscher Taschenbuch Verlag / De Gruyter)…129
Ochs, Elinor / Solomon, Olga (2010), "Autistic Sociality," *Ethos. Journal of the Society for Psychological Anthropology.* Vol. 38 (1), pp. 69–92…125
Park, Crystal L. / Rechner, Suzanne C. (2014)「人生で出合うストレスフルな経験後の成長を測定するうえで生じる問題点」、『心的外傷後成長ハンドブック——耐え難い体験が人の心にもたらすもの』宅香菜子 / 清水研(監訳)、医学書院、66–97頁…160
Perec, Georges (1974), *Espèces d'espaces.* Paris (Éditions Galilée)…186
Pessoa, Fernando (1986), *Obra Poética*. Seleção, organização e notas de Maria Aliete Galhoz. Rio de Janeiro (Nova Aguilar)…129
Poe, Edgar Allan (2014), *Edgar Allan Poe.* Mineola / New York (Dover)…161
Puschkin, Alexander (1998), *Gedichte: Russisch/Deutsch.* Übers. von Kay Borowsky und Rudolf Pollach, Anm. von Kay

Borowsky, Nachw. von Johanna Renate Döring-Smirnov. Stuttgart (Reclam)···232

Rhys, Jean (2016), *Wide Sargasso Sea*. Introduction by Edwidge Danticat. New York (W. W. Norton)···121

Riessman, Frank (1965), "The 'Helper' Therapy Principle", *Social Work*. Vol. 10 (2), pp. 27–32···192

Rilke, Rainer Maria (1996), *Gedichte, 1910 bis 1926* (Werke. kommentierte Ausgabe in vier Bänden, Bd. 2). Hrsg von Manfred Engel und Ulrich Fülleborn. Frankfurt am Main (Insel)···132

Rimbaud, Arthur (1895), «Voyelles», *Poésies complètes*. Avec préface de Paul Verlaine et notes de l'éditeur. Paris (L. Vanier)···161

Rousseau, Jean-Jacques (1964), *La nouvelle Héloïse, Théâtre, Poésies, Essais littéraires*. (Œuvres complètes, édition publiée sous la direction de Bernard Gagnebin et Marcel Raymond. T. 2.) Paris (Gallimard)···73

Saint-Exupéry, Antoine de (1946), *Le petit prince*. Avec le dessins de l'auteur. Paris (Gallimard)···3, 182

Silani, Giorgia et al. (2008), "Levels of Emotional Awareness and Autism: An fMRI Study," *Social Neuroscience*. Vol. 3 (2), pp. 97–112···212

Sinha, Pawan (2014), "Autism as a Disorder of Prediction". *PNAS. Proceedings of the National Academy of Sciences of the United States of America*. Vol. 111 (42), pp. 15220–15225···58

Spitzer, Robert L. (1981), "The Diagnostic Status of Homosexuality in DSM-III: A Reformulation of the Issues," *American Journal of Psychiatry*. Vol. 138 (2), pp. 210–215···218

Strang John F. et al. (2014), "Increased Gender Variance in Autism Spectrum Disorders and Attention Deficit Hyperactivity Disorder," *Archives of Sexual Behavior*. Vol. 43 (8), pp. 1525–1533···174

Trakl, Georg (1915), "Grodek", *Brenner Jahrbuch 1915*. Innsbruck···185

Valéry Paul (1933), *Album de vers anciens, La jeune Parque, Charmes, Calepin d'un poète*. Paris (Éditions de la N. R. F.) ···51

Vergilius Maro, P. (1994), *Georgica / Vom Landbau*. Übersetzt und herausgegeben von Otto Schönberger. Stuttgart (Reclam)···232

Volden, Joanne / Lord, Catherine (1991), "Neologisms and Idiosyncratic Language in Autistic Speakers," *Journal of Autism and Developmental Disorders*. Vol. 21 (2), pp. 109–130···209

Vries, Annelou L. C. de et al. (2010), "Autism Spectrum Disorders in Gender Dysphoric Children and Adolescents," *The Journal of Autism and Developmental Disorders*. Vol. 40, pp. 930–936···174

Wing, Lorna / Gould, Judith (1979), "Severe Impairments of Social Interaction and Associated Abnormalities in Children. Epidemiology and Classification," *Journal of Autism and Childhood Schizophrenia*. Vol. 9, pp. 11–29···45

Wing, Lorna (1981), "Asperger's Syndrome: A Clinical Account," *Psychological Medicine*. Vol. 11 (1), pp. 115–129··· 114

著者紹介

横道 誠（よこみち・まこと）

１９７９年生まれ。大阪市出身。京都大学大学院人間・環境学研究科研究指導認定退学。現在、京都府立大学准教授。ドイツ文学、ヨーロッパ思想、比較文化などを研究。最近は、余暇の多くを「発達仲間」との交流や自助グループの運営に充てている。本書が初の単著単行本！

その後、単著だけでも『唯が行く！』金剛出版、『イスタンブールで青に溺れる』文藝春秋、『発達界隈通信』教育評論社、『ある大学教員の日常と非日常』晶文社、『ひとつにならない』イースト・プレス、『信仰から解放されない子どもたち』明石書店、『グリム兄弟とその学問的後継者たち』ミネルヴァ書房、『解離と嗜癖』教育評論社、『村上春樹研究』文学通信、『発達障害の子の勉強・学校・心のケア』大和書房、『あなたも狂信する』太田出版、『発達障害者は〈擬態〉する』明石書店、『創作者の体感世界』光文社新書などが続いている。

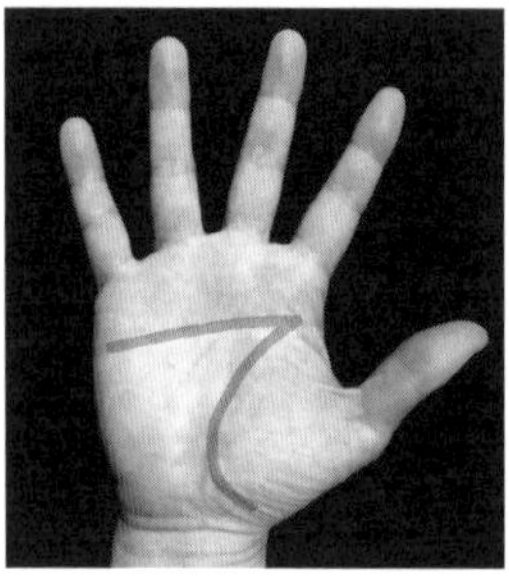

シリーズ ケアをひらく

みんな水の中——「発達障害」自助グループの文学研究者は
どんな世界に棲んでいるか

発行　2021年5月1日　第1版第1刷©
2024年6月1日　第1版第3刷

著者　横道 誠

発行者　株式会社　医学書院
代表取締役　金原 俊
〒113-8719　東京都文京区本郷1-28-23
電話 03-3817-5600（社内案内）

印刷・製本　アイワード

ISBN978-4-260-04699-2

◎本書のテキストデータを提供します。
視覚障害、読字障害、上肢障害などの理由で本書をお読みになれない方には、
電子データを提供いたします。
・200円切手
・左のテキストデータ引換券 (コピー不可) を同封のうえ、下記までお申し込みください。
［宛先］
〒113-8719 東京都文京区本郷1-28-23
医学書院看護出版部 テキストデータ係

みんな水の中
テキストデータ引換券

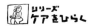

シリーズ ケアをひらく ❶

第73回

毎日出版文化賞受賞!

[企画部門]

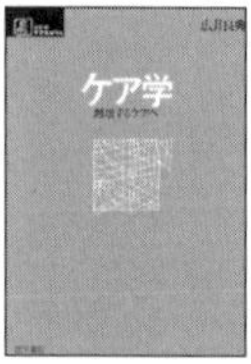

ケア学：越境するケアへ●広井良典●2300円●ケアの多様性を一望する———どの学問分野の窓から見ても、〈ケア〉の姿はいつもそのフレームをはみ出している。医学・看護学・社会福祉学・哲学・宗教学・経済・制度等々のタテワリ性をとことん排して〝越境〞しよう。その跳躍力なしにケアの豊かさはとらえられない。刺激に満ちた論考は、時代を境界線引きからクロスオーバーへと導く。

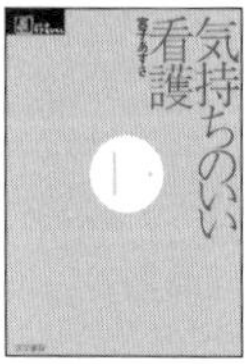

気持ちのいい看護●宮子あずさ●2100円●患者さんが気持ちいいと、看護師も気持ちいい、か?———「これまであえて避けてきた部分に踏み込んで、看護について言語化したい」という著者の意欲作。〈看護を語る〉ブームへの違和感を語り、看護師はなぜ尊大に見えるのかを考察し、専門性志向の底の浅さに思いをめぐらす。夜勤明けの頭で考えた「アケのケア論」!

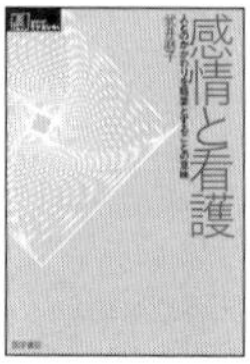

感情と看護：人とのかかわりを職業とすることの意味●武井麻子●2400円●看護師はなぜ疲れるのか———「巻き込まれずに共感せよ」「怒ってはいけない!」「うんざりするな!!」。看護はなにより感情労働だ。どう感じるべきかが強制され、やがて自分の気持ちさえ見えなくなってくる。隠され、貶められ、ないものとされてきた〈感情〉をキーワードに、「看護とは何か」を縦横に論じた記念碑的論考。

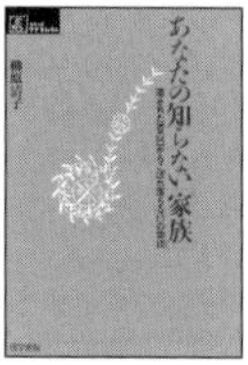

あなたの知らない「家族」：遺された者の口からこぼれ落ちる13の物語●柳原清子●2000円●それはケアだろうか———幼子を亡くした親、夫を亡くした妻、母親を亡くした少女たちは、佇む看護師の前で、やがて「その人」のことを語りはじめる。ためらいがちな口と、傾けられた耳によって紡ぎだされた物語は、語る人を語り、聴く人を語り、誰も知らない家族を語る。

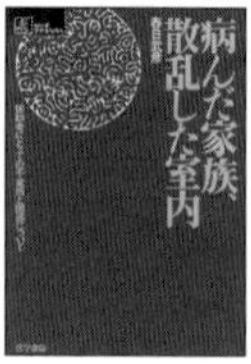

病んだ家族、散乱した室内：援助者にとっての不全感と困惑について●春日武彦●2200円●善意だけでは通用しない——— 一筋縄ではいかない家族の前で、われわれ援助者は何を頼りに仕事をすればいいのか。罪悪感や無力感にとらわれないためには、どんな「覚悟とテクニック」が必要なのか。空疎な建前論や偽善めいた原則論の一切を排し、「ああ、そうだったのか」と腑に落ちる発想に満ちた話題の書。

本シリーズでは、「科学性」「専門性」「主体性」といったことばだけでは語りきれない地点から《ケア》の世界を探ります。

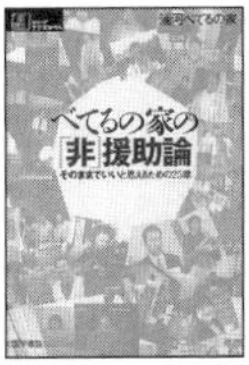

べてるの家の「非」援助論：そのままでいいと思えるための25章●浦河べてるの家●2000円●それで順調！――「幻覚＆妄想大会」「偏見・差別歓迎集会」という珍妙なイベント。「諦めが肝心」「安心してサボれる会社づくり」という脱力系キャッチフレーズ群。それでいて年商1億円、年間見学者2000人。医療福祉領域を超えて圧倒的な注目を浴びる〈べてるの家〉の、右肩下がりの援助論！

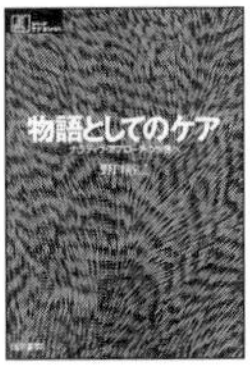

物語としてのケア：ナラティヴ・アプローチの世界へ●野口裕二●2200円●「ナラティヴ」の時代へ――「語り」「物語」を意味するナラティヴ。人文科学領域で衝撃を与えつづけているこの言葉は、ついに臨床の風景さえ一変させた。「精神論 vs. 技術論」「主観主義 vs. 客観主義」「ケア vs. キュア」という二項対立の呪縛を超えて、臨床の物語論的転回はどこまで行くのか。

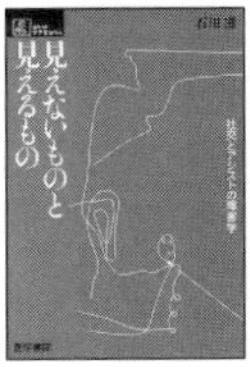

見えないものと見えるもの：社交とアシストの障害学●石川准●2000円●だから障害学はおもしろい――自由と配慮がなければ生きられない。社交とアシストがなければつながらない。社会学者にしてプログラマ、全知にして全盲、強気にして気弱、感情的な合理主義者……〝いつも二つある〟著者が冷静と情熱のあいだで書き下ろした、つながるための障害学。

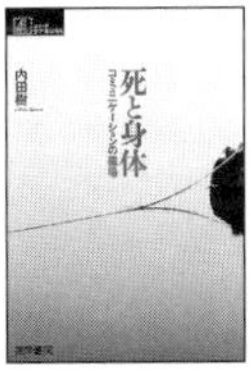

死と身体：コミュニケーションの磁場●内田 樹●2000円●人間は、死んだ者とも語り合うことができる――〈ことば〉の通じない世界にある「死」と「身体」こそが、人をコミュニケーションへと駆り立てる。なんという腑に落ちる逆説！「誰もが感じていて、誰も言わなかったことを、誰にでもわかるように語る」著者の、教科書には絶対に出ていないコミュニケーション論。読んだ後、猫にもあいさつしたくなります。

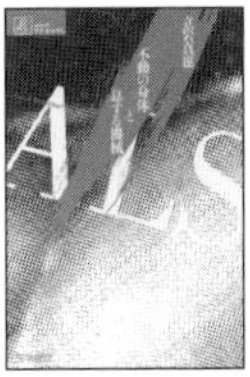

ALS 不動の身体と息する機械●立岩真也●2800円●それでも生きたほうがよい、となぜ言えるのか――ALS当事者の語りを渉猟し、「生きろと言えない生命倫理」の浅薄さを徹底的に暴き出す。人工呼吸器と人がいれば生きることができると言う本。「質のわるい生」に代わるべきは「質のよい生」であって「美しい死」ではない、という当たり前のことに気づく本。

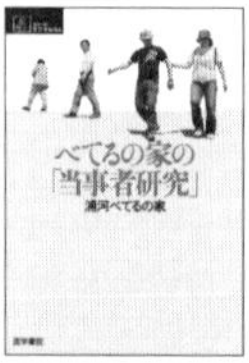

べてるの家の「当事者研究」●浦河べてるの家●2000円●研究？ ワクワクするなあ———べてるの家で「研究」がはじまった。心の中を見つめたり、反省したり……なんてやつじゃない。どうにもならない自分を、他人事のように考えてみる。仲間と一緒に笑いながら眺めてみる。やればやるほど元気になってくる、不思議な研究。合い言葉は「自分自身で、共に」。そして「無反省でいこう！」

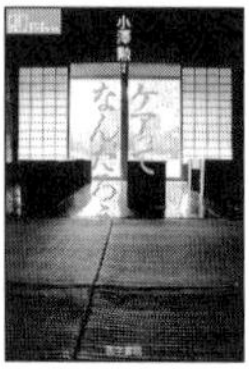

ケアってなんだろう●小澤勲編著●2000円●「技術としてのやさしさ」を探る七人との対話———「ケアの境界」にいる専門家、作家、若手研究者らが、精神科医・小澤勲氏に「ケアってなんだ？」と迫り聴く。「ほんのいっときでも憩える椅子を差し出す」のがケアだと言い切れる人の《強さとやさしさ》はどこから来るのか———。感情労働が知的労働に変換されるスリリングな一瞬！

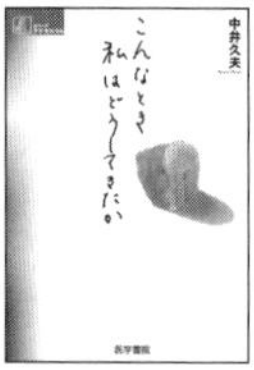

こんなとき私はどうしてきたか●中井久夫●2000円●「希望を失わない」とはどういうことか———はじめて患者さんと出会ったとき、暴力をふるわれそうになったとき、退院が近づいてきたとき、私はどんな言葉をかけ、どう振る舞ってきたか。当代きっての臨床家であり達意の文章家として知られる著者渾身の一冊。ここまで具体的で美しいアドバイスが、かつてあっただろうか。

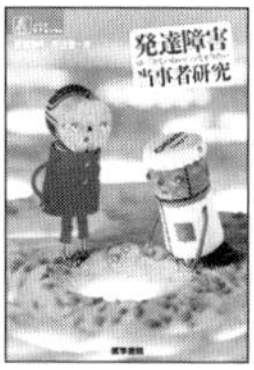

発達障害当事者研究：ゆっくりていねいにつながりたい●綾屋紗月＋熊谷晋一郎●2000円●あふれる刺激、ほどける私———なぜ空腹がわからないのか、なぜ看板が話しかけてくるのか。外部からは「感覚過敏」「こだわりが強い」としか見えない発達障害の世界を、アスペルガー症候群当事者が、脳性まひの共著者と探る。「過剰」の苦しみは身体に来ることを発見した画期的研究！

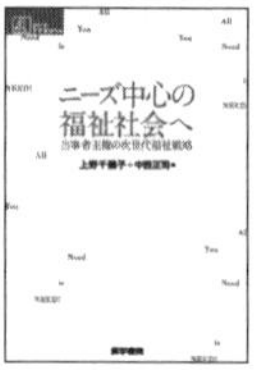

ニーズ中心の福祉社会へ：当事者主権の次世代福祉戦略●上野千鶴子＋中西正司編●2200円●社会改革のためのデザイン！ ビジョン!! アクション!!!———「こうあってほしい」という構想力をもったとき、人はニーズを知り、当事者になる。「当事者ニーズ」をキーワードに、研究者とアクティビストたちが「ニーズ中心の福祉社会」への具体的シナリオを提示する。

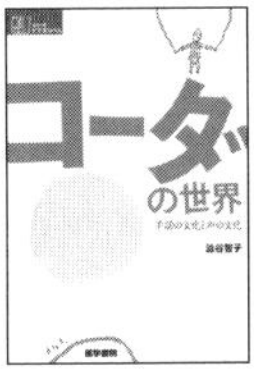

コーダの世界：手話の文化と声の文化●澁谷智子● 2000円●生まれながらのバイリンガル？———コーダとは聞こえない親をもつ聞こえる子どもたち。「ろう文化」と「聴文化」のハイブリッドである彼らの日常は驚きに満ちている。親が振り向いてから泣く赤ちゃん？ じっと見つめすぎて誤解される若い女性？ 手話が「言語」であり「文化」であると心から納得できる刮目のコミュニケーション論。

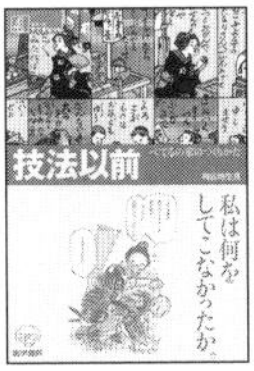

技法以前：べてるの家のつくりかた●向谷地生良● 2000円●私は何をしてこなかったか———「幻覚&妄想大会」をはじめとする掟破りのイベントはどんな思考回路から生まれたのか？ べてるの家のような〝場〟をつくるには、専門家はどう振る舞えばよいのか？「当事者の時代」に専門家にできることを明らかにした、かつてない実践的「非」援助論。べてるの家スタッフ用「虎の巻」、大公開！

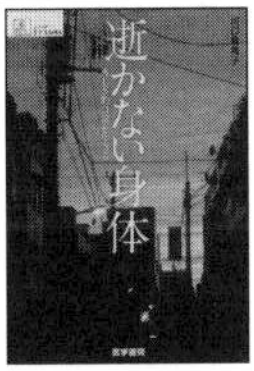

逝かない身体：ALS的日常を生きる●川口有美子● 2000円●即物的に、植物的に——言葉と動きを封じられたALS患者の意思は、身体から探るしかない。ロックトイン・シンドロームを経て亡くなった著者の母を支えたのは、「同情より人工呼吸器」「傾聴より身体の微調整」という究極の身体ケアだった。重力に抗して生き続けた母の「植物的な生」を身体ごと肯定した圧倒的記録。

第41回大宅壮一ノンフィクション賞受賞作

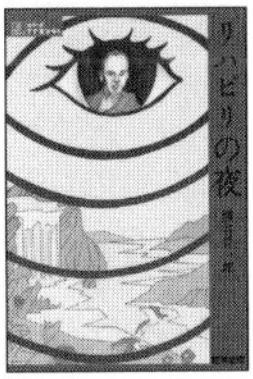

リハビリの夜●熊谷晋一郎● 2000円●痛いのは困る——現役の小児科医にして脳性まひ当事者である著者は、《他者》や《モノ》との身体接触をたよりに、「官能的」にみずからの運動をつくりあげてきた。少年期のリハビリキャンプにおける過酷で耽美な体験、初めて電動車いすに乗ったときの時間と空間が立ち上がるめくるめく感覚などを、全身全霊で語り尽くした驚愕の書。

第9回新潮ドキュメント賞受賞作

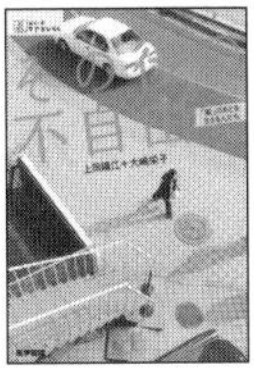

その後の不自由●上岡陽江＋大嶋栄子● 2000円●〝ちょっと寂しい〟がちょうどいい——トラウマティックな事件があった後も、専門家がやって来て去っていった後も、当事者たちの生は続く。しかし彼らはなぜ「日常」そのものにつまずいてしまうのか。なぜ援助者を振り回してしまうのか。そんな「不思議な人たち」の生態を、薬物依存の当事者が身を削って書き記した当事者研究の最前線！

第 2 回日本医学ジャーナリスト協会賞受賞作

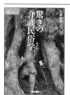

驚きの介護民俗学●六車由実●2000 円●語りの森へ——気鋭の民俗学者は、あるとき大学をやめ、老人ホームで働きはじめる。そこで流しのバイオリン弾き、蚕の鑑別嬢、郵便局の電話交換手ら、「忘れられた日本人」たちの語りに身を委ねていると、やがて新しい世界が開けてきた……。「事実を聞く」という行為がなぜ人を力づけるのか。聞き書きの圧倒的な可能性を活写し、高齢者ケアを革新する。

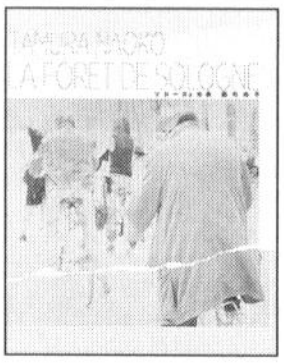

ソローニュの森●田村尚子●2600 円●ケアの感触、曖昧な日常——思想家ガタリが終生関ったことで知られるラ・ボルド精神病院。一人の日本人女性の震える眼が掬い取ったのは、「フランスのべてるの家」ともいうべき、患者とスタッフの間を流れる緩やかな時間だった。ルポやドキュメンタリーとは一線を画した、ページをめくるたびに深呼吸ができる写真とエッセイ。B5 変型版。

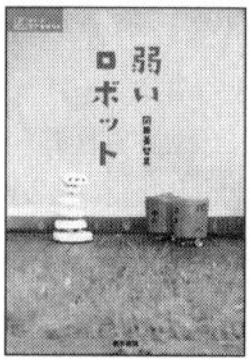

弱いロボット●岡田美智男●2000 円●とりあえずの一歩を支えるために——挨拶をしたり、おしゃべりをしたり、散歩をしたり。そんな「なにげない行為」ができるロボットは作れるか？　この難題に著者は、ちょっと無責任で他力本願なロボットを提案する。日常生活動作を規定している「賭けと受け」の関係を明るみに出し、ケアをすることの意味を深いところで肯定してくれる異色作！

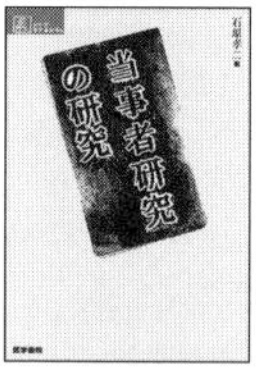

当事者研究の研究●石原孝二編●2000 円●で、当事者研究って何だ?——専門職・研究者の間でも一般名称として使われるようになってきた当事者研究。それは、客観性を装った「科学研究」とも違うし、切々たる「自分語り」とも違うし、勇ましい「運動」とも違う。本書は哲学や教育学、あるいは科学論と交差させながら、“自分の問題を他人事のように扱う”当事者研究の圧倒的な感染力の秘密を探る。

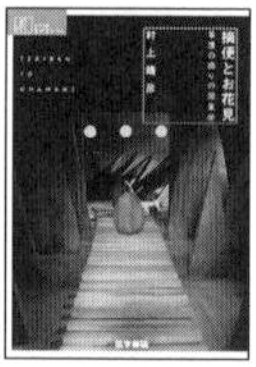

摘便とお花見：看護の語りの現象学●村上靖彦●2000 円●とるにたらない日常を、看護師はなぜ目に焼き付けようとするのか——看護という「人間の可能性の限界」を拡張する営みに吸い寄せられた気鋭の現象学者は、共感あふれるインタビューと冷徹な分析によって、その不思議な時間構造をあぶり出した。巻末には圧倒的なインタビュー論を付す。看護行為の言語化に資する驚愕の一冊。

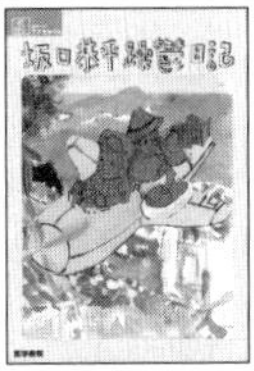

坂口恭平躁鬱日記●坂口恭平●1800円●僕は治ることを諦めて、「坂口恭平」を操縦することにした。家族とともに。――マスコミを席巻するきらびやかな才能の奔出は、「躁」のなせる業でもある。「鬱」期には強固な自殺願望に苛まれ外出もおぼつかない。この病に悩まされてきた著者は、あるとき「治療から操縦へ」という方針に転換した。その成果やいかに！　涙と笑いと感動の当事者研究。

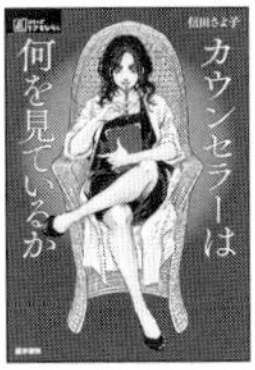

カウンセラーは何を見ているか●信田さよ子●2000円●傾聴？ ふっ。――「聞く力」はもちろん大切。しかしプロなら、あたかも素人のように好奇心を全開にして、相手を見る。そうでなければ〈強制〉と〈自己選択〉を両立させることはできない。若き日の精神科病院体験を経て、開業カウンセラーの第一人者になった著者が、「見て、聞いて、引き受けて、踏み込む」ノウハウを一挙公開！

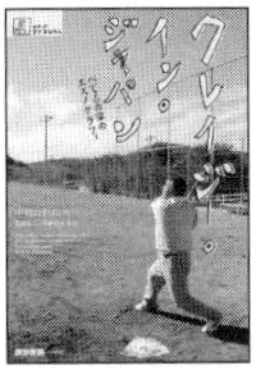

クレイジー・イン・ジャパン：べてるの家のエスノグラフィ●中村かれん●2200円●日本の端の、世界の真ん中。――インドネシアで生まれ、オーストラリアで育ち、イェール大学で教える医療人類学者が、べてるの家に辿り着いた。7か月以上にも及ぶ住み込み。10年近くにわたって断続的に行われたフィールドワーク。べてるの「感動」と「変貌」を、かつてない文脈で発見した傑作エスノグラフィ。付録DVD「Bethel」は必見の名作！

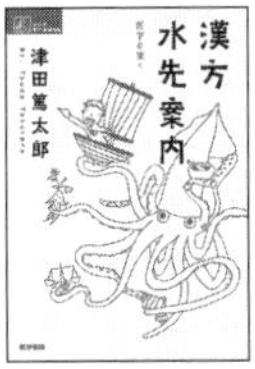

漢方水先案内：医学の東へ●津田篤太郎●2000円●漢方ならなんとかなるんじゃないか？―― 原因がはっきりせず成果もあがらない「ベタなぎ漂流」に追い込まれたらどうするか。病気に対抗する生体のパターンは決まっているならば、「生体をアシスト」という方法があるじゃないか！　万策尽きた最先端の臨床医がたどり着いたのは、キュアとケアの合流地点だった。それが漢方。

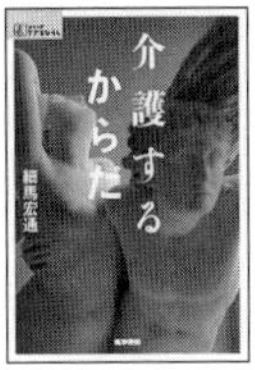

介護するからだ●細馬宏通●2000円●あの人はなぜ「できる」のか？―― 目利きで知られる人間行動学者が、ベテランワーカーの神対応をビデオで分析してみると……、そこには言語以前に〝かしこい身体〟があった！　ケアの現場が、ありえないほど複雑な相互作用の場であることが分かる「驚き」と「発見」の書。マニュアルがなぜ現場で役に立たないのか、そしてどうすればうまく行くのかがよーく分かります。

第 16 回小林秀雄賞
受賞作
紀伊國屋じんぶん大賞
2018 受賞作

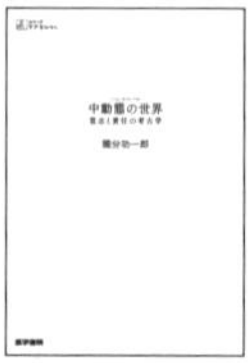

中動態の世界：意志と責任の考古学●國分功一郎●2000円●「する」と「される」の外側へ――強制はないが自発的でもなく、自発的ではないが同意している。こうした事態はなぜ言葉にしにくいのか？ なぜそれが「曖昧」にしか感じられないのか？ 語る言葉がないからか？ それ以前に、私たちの思考を条件付けている「文法」の問題なのか？ ケア論にかつてないパースペクティヴを切り開く画期的論考！

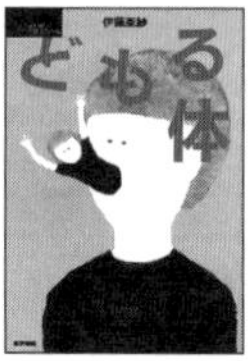

どもる体●伊藤亜紗●2000円●しゃべれるほうが、変。――話そうとすると最初の言葉を繰り返してしまう（＝連発という名のバグ）。それを避けようとすると言葉自体が出なくなる（＝難発という名のフリーズ）。吃音とは、言葉が肉体に拒否されている状態だ。しかし、なぜ歌っているときにはどもらないのか？ 徹底した観察とインタビューで吃音という「謎」に迫った、誰も見たことのない身体論！

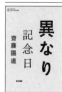

異なり記念日●齋藤陽道●2000円●手と目で「看る」とはどういうことか――「聞こえる家族」に生まれたろう者の僕と、「ろう家族」に生まれたろう者の妻。ふたりの間に、聞こえる子どもがやってきた。身体と文化を異にする3人は、言葉の前にまなざしを交わし、慰めの前に手触りを送る。見る、聞く、話す、触れることの〈歓び〉とともに。ケアが発生する現場からの感動的な実況報告。

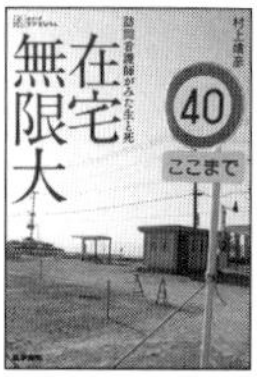

在宅無限大：訪問看護師がみた生と死●村上靖彦●2000円●「普通に死ぬ」を再発明する――病院によって大きく変えられた「死」は、いま再びその姿を変えている。先端医療が組み込まれた「家」という未曾有の環境のなかで、訪問看護師たちが地道に「再発明」したものなのだ。著者は並外れた知的肺活量で、訪問看護師の語りを生け捕りにし、看護が本来持っているポテンシャルを言語化する。

第 19 回大佛次郎論壇賞
受賞作
紀伊國屋じんぶん大賞
2020 受賞作

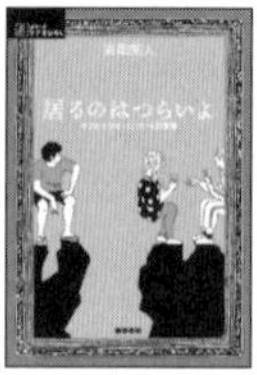

居るのはつらいよ：ケアとセラピーについての覚書●東畑開人●2000円●「ただ居るだけ」vs.「それでいいのか」――京大出の心理学ハカセは悪戦苦闘の職探しの末、沖縄の精神科デイケア施設に職を得た。しかし勇躍飛び込んだそこは、あらゆる価値が反転する「ふしぎの国」だった。ケアとセラピーの価値について究極まで考え抜かれた、涙あり笑いあり出血（！）ありの大感動スペクタル学術書！

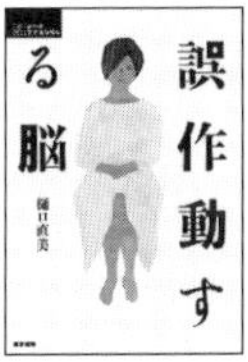

誤作動する脳●樋口直美● 2000 円●「時間という一本のロープにたくさんの写真がぶら下がっている。それをたぐり寄せて思い出をつかもうとしても、私にはそのロープがない」──ケアの拠り所となるのは、体験した世界を正確に表現したこうした言葉ではないだろうか。「レビー小体型認知症」と診断された女性が、幻視、幻臭、幻聴など五感の変調を抱えながら達成した圧倒的な当事者研究!

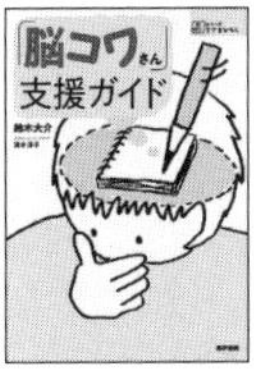

「脳コワさん」支援ガイド●鈴木大介●2000 円●脳がコワれたら、「困りごと」はみな同じ。──会話がうまくできない、雑踏が歩けない、突然キレる、すぐに疲れる……。病名や受傷経緯は違っていても結局みんな「脳の情報処理」で苦しんでいる。だから脳を「楽」にすることが日常を取り戻す第一歩だ。疾患を超えた「困りごと」に着目する当事者学が花開く、読んで納得の超実践的ガイド!

第 9 回日本医学ジャーナリスト協会賞受賞作

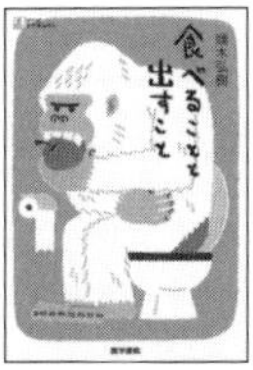

食べることと出すこと●頭木弘樹● 2000 円●食べて出せれば OK だ!(けど、それが難しい……。)──潰瘍性大腸炎という難病に襲われた著者は、食事と排泄という「当たり前」が当たり前でなくなった。IVH でも癒やせない顎や舌の飢餓感とは? 便の海に茫然と立っているときに、看護師から雑巾を手渡されたときの気分は? 切実さの狭間に漂う不思議なユーモアが、何が「ケア」なのかを教えてくれる。

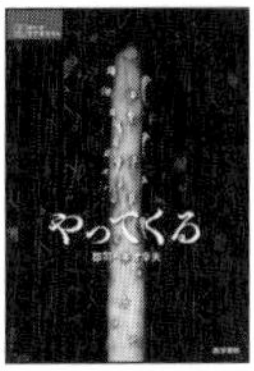

やってくる●郡司ペギオ幸夫● 2000 円●「日常」というアメイジング!──私たちの「現実」は、外部からやってくるものによってギリギリ実現されている。だから日々の生活は、何かを為すためのスタート地点ではない。それこそが奇跡的な達成であり、体を張って実現すべきものなんだ! ケアという「小さき行為」の奥底に眠る過激な思想を、素手で取り出してみせる圧倒的な知性。

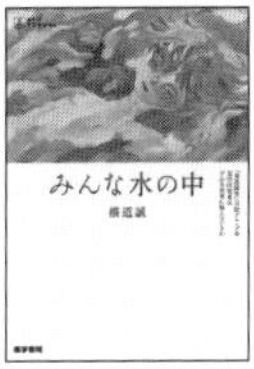

みんな水の中●横道 誠● 2000 円●脳の多様性とはこのことか!──ASD(自閉スペクトラム症)と ADHD(注意欠如・多動症)と診断された大学教員は、彼を取り囲む世界の不思議を語りはじめた。何もかもがゆらめき、ぼんやりとしか聞こえない水の中で、〈地獄行きのタイムマシン〉に乗せられる。そんな彼を救ってくれたのは文学と芸術、そして仲間だった。赤裸々、かつちょっと乗り切れないユーモアの日々。

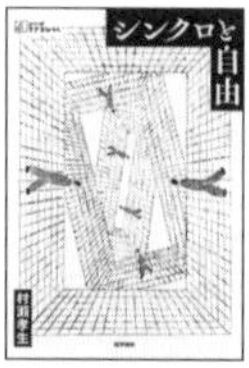

シンクロと自由●村瀬孝生●2000円●介護現場から「自由」を更新する——「こんな老人ホームなら入りたい！」と熱い反響を呼んだNHK番組「よりあいの森 老いに沿う」。その施設長が綴る、自由と不自由の織りなす不思議な物語。しなやかなエピソードに浸っているだけなのに、気づくと温かい涙が流れている。万策尽きて途方に暮れているのに、希望が勝手にやってくる。

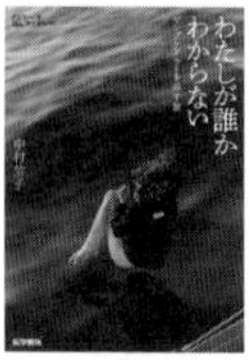

わたしが誰かわからない：ヤングケアラーを探す旅●中村佑子●2000円●ケア的主体をめぐる冒険的セルフドキュメント！——ヤングケアラーとは、世界をどのように感受している人なのか。取材はいつの間にか、自らの記憶をたぐり寄せる旅に変わっていた。「あらかじめ固まることを禁じられ、自他の境界を横断してしまう人」として、著者はふたたび祈るように書きはじめた。

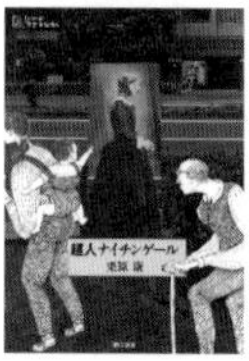

超人ナイチンゲール●栗原 康●2000円●誰も知らなかったナイチンゲールに、あなたは出会うだろう——鬼才文人アナキストが、かつてないナイチンゲール伝を語り出した。それは聖女でもなく合理主義者でもなく、「近代的個人」の設定をやすやすと超える人だった。「永遠の今」を生きる人だった。救うものが救われて、救われたものが救っていく。そう、看護は魂にふれる革命なのだ。

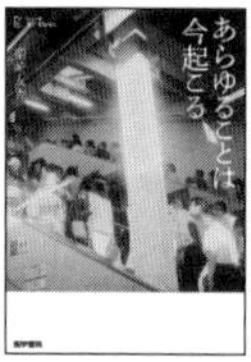

あらゆることは今起こる●柴崎友香●2000円●私の体の中には複数の時間が流れている——ADHDと診断された小説家は、薬を飲むと「36年ぶりに目が覚めた」。自分の内側でいったい何が起こっているのか。「ある場所の過去と今。誰かの記憶と経験。出来事をめぐる複数からの視点。それは私の小説そのもの」と語る著者の日常生活やいかに。SFじゃない並行世界報告！

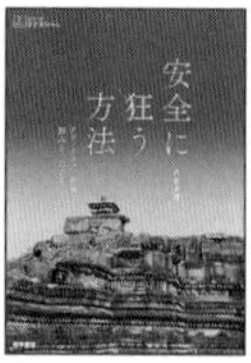

安全に狂う方法●赤坂真理●2000円●「人を殺すか自殺するしかないと思った」——そんな私に、女性セラピストはこう言った。「あなたには、安全に狂う必要が、あります」。そう、自分を殺しそうになってまで救いたい自分がいたのだ！ そんな自分をレスキューする方法があったのだ、アディクションという《固着》から抜け出す方法が！ 愛と思考とアディクションをめぐる感動の旅路。